NOTICE

SUR LES

TRAVAUX SCIENTIFIQUES

DE

M. Louis TROOST,

PROFESSEUR DE CHIMIE A LA FACULTÉ DES SCIENCES DE PARIS,
DIRECTEUR DU LABORATOIRE D'ENSEIGNEMENT ET DE RECHERCHES DE CHIMIE
A LA SORBONNE.

PARIS,

GAUTHIER-VILLARS, IMPRIMEUR-LIBRAIRE
DU BUREAU DES LONGITUDES, DE L'ÉCOLE POLYTECHNIQUE,
SUCCESSEUR DE MALLET-BACHELIER,
Quai des Augustins, 55.

1884

NOTICE

SUR LES

TRAVAUX SCIENTIFIQUES

DE

M. Louis TROOST,

PROFESSEUR DE CHIMIE A LA FACULTÉ DES SCIENCES DE PARIS,
DIRECTEUR DU LABORATOIRE D'ENSEIGNEMENT ET DE RECHERCHES DE CHIMIE
A LA SORBONNE.

PARIS,

GAUTHIER-VILLARS, IMPRIMEUR-LIBRAIRE

DU BUREAU DES LONGITUDES, DE L'ÉCOLE POLYTECHNIQUE,

SUCCESSEUR DE MALLET-BACHELIER,

Quai des Augustins, 55.

—

1884

NOTICE

SUR LES

TRAVAUX SCIENTIFIQUES

DE

M. Louis TROOST,

Professeur de Chimie à la Faculté des Sciences de Paris,
Directeur du Laboratoire d'Enseignement et de Recherches de Chimie à la Sorbonne.

CHIMIE GÉNÉRALE.

I.

SUR LES DENSITÉS DE VAPEURS ET L'ÉQUIVALENT DES SUBSTANCES VAPORISABLES.

Les densités de vapeurs, qui dans l'origine intéressaient principalement les physiciens, ont pris depuis quarante ans une importance capitale en Chimie minérale et en Chimie organique. Cette importance est due surtout à la proportionnalité qui existe entre les densités et les poids équivalents des corps considérés à l'état gazeux, sous le même volume.

M. Dumas a, le premier, montré tout le parti que cette relation permet de tirer des densités de vapeur, soit pour fixer l'équivalent des substances vaporisables, soit pour le contrôler s'il a été déduit d'autres considérations. Mitscherlich, et après lui tous les chimistes, ont suivi l'exemple donné par M. Dumas.

La détermination des densités, qui paraissait devoir donner des résultats toujours faciles à interpréter, n'a pas tardé à présenter d'apparentes anomalies. C'est ainsi que M. Cahours a signalé la variabilité, entre certaines limites, de la densité de quelques vapeurs avec la température. Il a le premier établi la nécessité d'expérimenter à une température assez éloignée du point d'ébullition, pour que la densité des corps à l'état gazeux devint invariable.

Toutes les déterminations avaient jusqu'alors été faites dans le verre, à des températures faciles à mesurer jusqu'à 300°, mais qu'il n'était facile ni de reproduire exactement, ni de mesurer, quand on dépassait cette température. Il était cependant important d'obtenir les densités de corps peu volatils, comme le sont en général les composés métalliques. Il fallait pour cela modifier les appareils employés. C'est ce que j'ai fait avec mon maître et ami H. Sainte-Claire Deville : les dispositions nouvelles et d'une application générale que nous avons adoptées sont devenues classiques.

Les données numériques que nous avons fournies à la Science ont soulevé des questions importantes.

Nous avons fait disparaître certaines anomalies comme celle du *soufre;* cette densité, prise à 500° par M. Dumas, était triple de celle qu'indiquait la théorie.

Nous avons constaté que d'autres anomalies étaient bien réelles, comme celle du *phosphore* et de l'*arsenic*.

La découverte des phénomènes de dissociation fit connaître de nouvelles difficultés du problème. Beaucoup de chimistes, confondant la *dissociation* (décomposition partielle et limitée pour chaque température) avec la *décomposition complète*, ont cru y trouver un argument contre l'existence des composés correspondant à 8^{vol}. Nous avons fait de nombreuses expériences pour réfuter leurs objections.

Une méthode, dite *méthode de diffusion*, introduite dans la Science par MM. Playfair et Wanklyn, semblait permettre de prendre les densités de vapeur à des températures assez basses pour que l'on n'eût pas à craindre les perturbations dues à la dissociation. L'importance des résultats auxquels conduisait cette méthode exigeait des expériences variées pour apprécier le degré d'exactitude des lois sur lesquelles elle s'appuyait. J'ai fait ces vérifications avec mon ami M. Hautefeuille, et, à la suite de nos critiques, cette méthode, au lieu de continuer à se généraliser, paraît avoir disparu de la Science.

L'existence de composés correspondant à 8^{vol} demeurait contestée, malgré les nombreuses preuves que H. Sainte-Claire Deville et moi en avions données. J'ai repris la question à l'occasion de l'hydrate de chloral, et j'ai employé, pour la résoudre, une méthode nouvelle et directe qui m'a permis de conclure à l'existence de l'hydrate de chloral à l'état de composé défini, gazeux, ayant un équivalent correspondant à 8^{vol}. Ce résultat confirme les conclusions que H. Sainte-Claire Deville et moi nous avions tirées antérieurement de nos expériences sur les sels ammoniacaux et sur d'autres composés correspondant à 8^{vol}.

Enfin des déterminations faites dans des conditions très différentes avaient fourni, pour la densité d'une même vapeur, prise à des températures très éloignées les unes des autres, des nombres d'où l'on avait cru pouvoir conclure, pour ces corps, à *deux états isomériques*, comparables à ceux de l'oxygène et de l'ozone, ou de l'acétylène et de la benzine; j'ai montré, par de nombreuses expériences, que ces conclusions n'étaient généralement pas justifiées.

Ces divers résultats ont été obtenus dans les recherches que je vais analyser en suivant l'ordre où je les ai énumérées.

DÉTERMINATION DE LA DENSITÉ DE VAPEUR DES SUBSTANCES PEU VOLATILES.

La détermination des densités de vapeur par le procédé de M. Dumas s'effectue avec une grande facilité, toutes les fois que la volatilité des corps que l'on étudie permet l'emploi du bain d'huile. Il n'en est plus de même pour un grand nombre de substances minérales dont le point d'ébullition est élevé, et qui, par suite, ne peuvent être volatilisées aux températures de 200° à 250° que l'on obtient avec un bain d'huile.

Il est même un grand nombre de matières minérales qu'on ne peut pas vaporiser dans des ballons de verre ordinaire, dont le ramollissement a lieu vers 600°. C'est ce qui nous a décidés, H. Sainte-Claire Deville et moi, à rechercher un procédé général applicable à toutes les substances vaporisables, même très peu volatiles, dont la densité de vapeur est importante à connaître.

Nous nous sommes préoccupés successivement de deux questions distinctes, relatives l'une à la nature du bain qui transmet la chaleur, l'autre à la nature du vase où doit se vaporiser la substance à essayer. Les résultats en ont été exposés dans une série de Mémoires, insérés dans les *Comptes rendus de l'Académie des Sciences* et dans les *Annales de Chimie et de Physique*.

Densité de vapeur des corps bouillant au-dessous de 400°.

Un grand nombre d'expériences, faites sur diverses matières communes et bouillant à des températures inférieures au ramollissement du verre, nous ont montré que la vapeur du mercure, qui bout à 350°, et la vapeur du soufre, qui bout à 440°, sont les substances les plus propres à former les bains de vapeur destinés à communiquer aux corps une température invariable.

Notre appareil donne des températures parfaitement constantes et exactement connues; il évite les causes d'erreur qui pourraient provenir de l'excès de chaleur du foyer, ou du refroidissement par le contact de l'air. Il est employé dans tous les laboratoires.

A l'aide de cet appareil, nous avons pu déterminer les densités de vapeur encore inconnues d'un grand nombre de chlorures métalliques, telles que celle du sesquichlorure de fer, celles des chlorure, bromure et iodure d'aluminium. Les densités du chlorhydrate et du bromhydrate d'ammoniaque, composés formés de 4^{vol} d'acide et de 4^{vol} d'ammoniaque combinés sans condensation, correspondent à 8^{vol}.

Ces températures de 350° et de 440° ne s'appliquent pas uniquement à la détermination des densités de vapeurs des substances minérales; elles sont également indispensables pour un grand nombre de matières organiques. C'est dans le soufre bouillant que j'ai déterminé la densité de vapeur de l'anthracène, et obtenu le nombre 6,3, qui vérifie l'équivalent $C^{28}H^{10}$ généralement admis et correspondant à 4^{vol}.

La détermination de la densité de vapeur du chlorure de zirconium, celle du chlorure de niobium et du chlorure de tantale nous ont, de plus, fourni de remarquables exemples de l'importance des densités de vapeur pour l'établissement ou la rectification des formules chimiques.

Densité de vapeur des corps bouillant au-dessus de 400°.

Aux températures constantes 350° et 440° d'ébullition du mercure et du soufre auxquelles on emploie des vases en verre ordinaire, j'ai ajouté, depuis deux ans, la température constante 665° d'ébullition du sélénium, à laquelle les vases en verre peu fusible résistent sans se déformer. J'ai ainsi reculé aussi loin que possible la limite des températures constantes auxquelles on peut employer les ballons en verre, si faciles à manier et à fermer.

Pour les températures plus élevées, après de très longues recherches, nous avions, H. Sainte-Claire Deville et moi, réussi à vaincre les trois grandes difficultés qui avaient arrêté tous nos devanciers dans cette voie, et qui résultent de la *nature des vases à employer*, de la *constance de la*

(7)

température pendant la durée de l'expérience et enfin de l'*estimation de cette température* elle-même.

1° Des *ballons en porcelaine*, fabriqués sur nos indications, nous ont permis de résoudre la première question; le col du ballon est fermé à la fin de l'expérience par un petit cylindre de porcelaine de $0^m,001$ à $0^m,002$ de diamètre, que nous fondons, avec le chalumeau à gaz tonnants sur une petite épaisseur, de manière à le fixer à l'ouverture du col en produisant une fermeture gardant très bien le vide.

2° La *température élevée et constante* est produite par les vapeurs de métaux bouillant à une température fixe, dans des vases distillatoires en fer, exactement comme s'il s'agissait de la vapeur d'eau à 100°, de celle du mercure à 350°, ou de celle du soufre à 440°.

Les vapeurs métalliques qui nous servent sont celles de *cadmium* et celles de *zinc*. Nous avons pu constater, par les moyens les plus délicats, la constance parfaite de ces températures.

3° Quant à l'évaluation numérique de ces températures, nous nous sommes affranchi des difficultés de leur détermination précise en opérant toujours dans des vases de même matière et de même capacité, dans lesquels nous enfermons successivement de l'air et la vapeur du corps que nous expérimentons. Nous obtenons ainsi avec une grande rigueur le poids de la vapeur et le poids de l'air qui occupaient le même volume dans les mêmes conditions, et par suite la densité de la vapeur par rapport à l'air. De cette façon, la connaissance exacte de la température devient inutile.

Densité de vapeur du soufre.

L'emploi de nos appareils nous a permis de fixer d'une manière définitive la densité de vapeur du soufre, et, par suite, de résoudre une question importante de théorie. L'analogie du rôle du soufre avec celui de l'oxygène dans les réactions chimiques avait de tout temps fait regarder l'équivalent du soufre comme devant correspondre à 1^{vol} comme celui de l'oxygène. Or, d'après la détermination directe de la densité de vapeur du soufre prise aux environs de 500° par M. Dumas, l'équivalent correspondait seulement à $\frac{1}{3}$ de volume. Il y avait là une anomalie. Pour la faire disparaître, il fallait une méthode sûre, permettant de déterminer les densités de vapeur à haute température : c'est ce que nous avons réalisé. Par nos procédés, nous avons démontré que la densité de vapeur du soufre, qui, prise à 500°, est égale à 6,654, n'est plus que 2,2 à la température d'ébullition du cadmium; et, à partir de cette température, elle garde cette même valeur; nous l'avons, en effet, retrouvée identique en opérant à la température d'ébullition du zinc. Nous avons pu ainsi établir que l'équivalent en volume du soufre était 1^{vol} comme celui de l'oxygène.

Densité de vapeur du phosphore et de l'arsenic.

La question théorique qu'avait soulevée la densité de vapeur du soufre existait également pour le phosphore et pour l'arsenic. Leur densité de vapeur, déterminée aux environs de 500° par M. Dumas et par Mitscherlich, correspondait à 1^{vol}, tandis que l'azote, avec lequel ils offrent de si grandes analogies chimiques, a une densité qui correspond à 2^{vol}. Les résultats que nous avions obtenus avec le soufre pouvaient faire penser que les densités de vapeur du phosphore et de l'arsenic varieraient comme celle du soufre avec la température, et décroîtraient jusqu'au chiffre qui correspond à 2^{vol}. Ces densités, prises dans la vapeur de cadmium et dans la vapeur de zinc en ébullition, nous ont donné les mêmes nombres qu'à 500°. Elles sont constantes entre deux températures éloignées de 300° et même de 500°. L'équivalent en volume, déduit de la densité, reste donc, pour ces deux corps, la moitié de celui qu'on déduirait de leur analogie avec l'azote.

Densité de vapeur des corps au-dessus de 1000°.

Les températures constantes d'ébullition du cadmium et du zinc étaient encore insuffisantes pour la détermination de la densité de vapeur de plusieurs substances, qui, comme le sélénium et le tellure, entrent en ébullition à des températures très élevées. Comme, d'ailleurs, les ballons de porcelaine dont nous nous servions, pouvaient supporter sans se déformer l'action d'une chaleur plus intense, nous devions chercher à reculer encore la limite supérieure des températures auxquelles on peut obtenir avec exactitude les densités de vapeur des corps réfractaires. Nous y sommes parvenu en plaçant dans un *moufle, également chauffé en tous ses points,* deux ballons de porcelaine faits dans le même moule et ayant le même volume. L'un d'eux contient la substance en expérience, l'autre contient de l'air. On les ferme tous les deux à la fois, au moyen du chalumeau à gaz tonnants lorsqu'ils sont arrivés à la température voulue.

Nous avons pu reconnaître ainsi que les densités de vapeur du sélénium et du tellure présentent les mêmes variations que celle du soufre, et deviennent également constantes à partir d'une température suffisamment

élevée. Ainsi la densité de vapeur du sélénium est de 8,2 à la température
d'ébullition du cadmium, de 6,37 à celle du zinc, et enfin de 5,68 à partir de
1400°. Le coefficient de dilatation de la vapeur de sélénium est donc très
rapidement variable entre certaines limites de température. Le tellure a de
même une densité de vapeur constante égale à 9,08 à partir de 1400° environ. L'équivalent du sélénium et celui du tellure correspondent donc à
un volume comme celui du soufre et celui de l'oxygène.

RECHERCHES CRITIQUES SUR LA MÉTHODE DE DIFFUSION EMPLOYÉE POUR LA DÉTERMINATION DES DENSITÉS IE VAPEUR.

Les vapeurs n'obéissent pas généralement à la loi de Mariotte, aux températures voisines de leur point d'ébullition : de là la nécessité signalée par
M. Cahours de prendre les densités à des températures notablement plus
élevées. Cette nécessité semblait évitée dans une méthode nouvelle, où la
densité est déduite d'expériences exécutées à une température peu élevée,
et sous une pression très inférieure à la pression atmosphérique.

Dans cette méthode, employée par MM. Playfair et Wanklyn, par Wurtz
et d'autres chimistes éminents, et appelée *méthode de diffusion*, on prend,
pour ainsi dire, le *contre-pied de la règle ordinairement suivie* : en effet, dans
les déterminations faites jusqu'à il y a une quinzaine d'années, on avait la
précaution de mettre d'avance, dans le ballon, un assez grand excès de matière, pour que l'air fût complètement chassé pendant qu'on élevait progressivement la température. S'il restait des traces d'air, elles ne pouvaient
pas altérer d'une manière notable l'exactitude du résultat. Cela revenait
à diminuer, d'une petite quantité, la capacité occupée par la vapeur. On
évitait ainsi d'avoir à se préoccuper de la loi de Dalton qui, d'après les
expériences de V. Regnault, n'est pas applicable à des mélanges en proportion quelconque d'air et de vapeurs.

Par cette méthode, on ne met dans le ballon qu'une très petite quantité
de la substance à vaporiser : on est ainsi parfaitement sûr que sa vapeur
n'acquerra qu'une très faible tension. Cette vapeur se trouve mêlée avec un
très grand excès d'air (ou de tout autre gaz inerte, tel que l'azote et l'hydrogène introduit d'avance); on déduit sa force élastique de la loi du mélange
des gaz. C'est par ce procédé que MM. L. Playfair et Wanklyn ont obtenu
à 24°,5, pour la densité de l'acide hypoazotique dilué dans l'azote, le nombre
2,52, au lieu du nombre 1,59 que l'on obtient à la température de 150°.

C'est également par ce procédé qu'ils ont obtenu, pour la densité de l'acide acétique dilué dans 16 fois son poids d'hydrogène, le nombre 3,90, très éloigné du nombre théorique 2,09.

Une méthode qui donnait des résultats si imprévus exigeait d'être contrôlée par des expériences nouvelles. Dans cette méthode, on admet que la loi de Dalton sur la force élastique des gaz est rigoureusement exacte pour le mélange en proportion quelconque de l'air et de la vapeur en question, bien qu'aucune expérience ne l'ait établi. On n'est d'ailleurs nullement assuré que la pression de la vapeur a été assez abaissée pour que cette vapeur suive exactement la loi de Mariotte à la température où l'on opère. Il y a donc là deux causes d'erreur possible : l'une due à ce que la vapeur ne suit pas la loi de Mariotte, l'autre à ce que le mélange n'obéit pas à la loi de Dalton.

Aux causes d'erreur que je viens de signaler, il s'en est bientôt ajouté une autre plus importante : l'air, l'azote ou l'hydrogène, dans lesquels se faisait d'abord la diffusion, ont été remplacés par une vapeur plus dense, mais dont ni le *coefficient de dilatation*, ni la *loi de compressibilité* ne sont rigoureusement connus. C'est ainsi que M. Wurtz a déterminé la densité du perchlorure de phosphore, en mettant dans un ballon une très petite quantité de ce corps avec un excès de protochlorure de phosphore; la force élastique de la vapeur de perchlorure de phosphore a été regardée comme égale à la différence entre la pression totale (mesurée par la pression atmosphérique) et la force élastique calculée de la vapeur de protochlorure de phosphore. Or l'application de la loi de Dalton est ici d'autant plus difficile à justifier que la force élastique de la vapeur du protochlorure n'a pu être calculée qu'avec une approximation très contestable. Il a fallu, en effet, dans le calcul, admettre que cette vapeur avait, à la température où l'on opérait, non seulement un coefficient de dilatation constant et égal à celui de l'air, mais aussi une loi de compressibilité identique à celle de l'air.

L'influence de ces diverses causes d'erreur sur le résultat final est d'autant plus à redouter qu'elles agissent toutes dans le même sens pour élever la valeur du nombre que l'expérience donne pour la densité de vapeur cherchée.

Il était indispensable de soumettre au contrôle de déterminations directes l'influence de chacune des lois sur lesquelles on s'appuie; car d'autres chimistes s'engageaient dans la voie nouvelle que semblaient ouvrir les expériences de MM. Playfair et Wanklyn et de Wurtz. C'est ainsi que M. Melikoff annonçait qu'il allait prendre la densité de vapeur du trichlorure d'iode en le diffusant dans un grand excès de protochlorure.

Les expériences que j'ai entreprises avec M. Hautefeuille ont porté sur des vapeurs susceptibles d'être mélangées les unes avec les autres sans entrer en combinaison. Nous avons opéré sur les vapeurs du chlorure de silicium qui bout à 59°, du perchlorure de carbone qui bout à 78°,1 et du protochlorure de phosphore bouillant à 78°.

Nous avons ainsi établi : 1° que, même à 120° au-dessus de leur point d'ébullition, ces vapeurs ont une compressibilité plus grande que celle qui résulterait de la loi de Mariotte; 2° que, dans les mêmes conditions de température, leur coefficient de dilatation est notablement plus élevé que celui de l'air. On admet donc pour ces vapeurs, dans la méthode par diffusion, une *loi de compressibilité* et un *coefficient de dilatation* qui ne leur sont pas applicables.

Pour mettre en évidence l'inexactitude qui résulte de l'emploi de la loi de Dalton, nous avons opéré sur des mélanges, en proportion connue, de chlorure de silicium et de chlorure de carbone. En augmentant successivement la proportion de chlorure de carbone employé, nous avons eu des mélanges de vapeurs dans lesquels la force élastique du chlorure de silicium était de plus en plus faible, la force élastique totale ne dépassant pas elle-même 560^{mm}.

En calculant dans chaque cas la densité du chlorure de silicium avec la densité théorique du chlorure de carbone, nous avons obtenu des nombres qui se sont élevés successivement de 6,27 à 6,88, à 7,45 et à 8,20. La méthode directe nous avait donné, à la même température et sous les mêmes pressions, en l'absence de toute vapeur étrangère, des nombres variant de 6,0 à 5,94 ; donc, quand la proportion de l'une des vapeurs diminue dans le mélange, sa densité, calculée avec les formules usitées, augmente considérablement et d'une manière continue avec la diminution de sa quantité relative ; elle s'éloigne de plus en plus de sa vraie valeur donnée par la méthode directe.

Cette augmentation de la densité, dans ces conditions, se constate d'une manière très nette dans les expériences sur la densité de vapeur du perchlorure de phosphore prise par diffusion dans la vapeur du protochlorure. En effet, lorsque la vapeur de perchlorure de phosphore possédait dans le mélange avec celle du protochlorure une pression de 0^m,423, la densité obtenue par Wurtz aux environs de 175° a été de 6,68. Cette densité s'est élevée, sans que la température ait sensiblement varié, à 7,74, et même à 8,30 quand la pression est descendue aux environs de 0^m,170. La méthode directe nous a donné à la même température et à la pression de 0^m,253 le nombre 5,235. Ainsi, pour le perchlorure de phosphore comme pour le chlorure de silicium, la méthode de diffusion fournit, quand on diminue la tension de la vapeur étudiée, des nombres qui s'éloignent de plus en plus de la vraie valeur de la densité, donnée par la méthode directe. Cette différence entre les résultats fournis par les deux méthodes peut donc, dans le cas du perchlorure de phosphore, être attribuée, comme dans celui du chlorure de silicium, à l'inexactitude des hypothèses sur lesquelles repose forcément le calcul des densités dans la *méthode de diffusion*, et qui doivent faire rejeter cette méthode.

ÉTUDE DES DENSITÉS DITES ANOMALES.

Depuis une dizaine d'années, j'ai repris l'étude de l'équivalent en volume des substances vaporisables auxquelles on attribue des densités dites *anomales*.

D'après la théorie atomique, tous les composés amenés à l'état gazeux et pris sous leur *poids moléculaire* devraient occuper le même volume. Cependant l'expérience a fait connaître des exceptions assez nombreuses à une relation aussi absolue.

Dans le cas où la densité expérimentale surpasse la densité théorique et où, par suite, le gaz occupe un volume moins grand que le volume prévu, les partisans de la théorie atomique admettent que la vapeur est formée de *molécules complexes résultant de la condensation de molécules simples*. Telles seraient la constitution de l'acide hypoazotique à 26° et celle de l'acide acétique à 120°.

Dans le cas où le gaz occupe, au contraire, un volume plus considérable que celui qui lui serait assigné par la théorie, ils supposent que le corps soumis à l'expérience est *décomposé en des substances plus simples*, susceptibles de se recombiner pendant le refroidissement. Telle est la conclusion à laquelle ils sont arrivés pour l'hydrate de chloral, dont le poids équivalent correspond à 8^{vol}, c'est-à-dire à un volume double de celui qui est occupé par un très grand nombre de composés organiques.

J'ai étudié successivement les vapeurs dites *polymérisées* et les vapeurs que l'on suppose *décomposées*.

1° DENSITÉS ANOMALES DES VAPEURS DITES POLYMÉRISÉES.

Jusque dans ces derniers temps on ne connaissait d'une façon certaine qu'un seul corps simple présentant à l'état gazeux deux états isomériques différents, correspondant à des densités multiples l'une de l'autre : c'est l'oxygène qui, sous diverses influences et, en particulier, sous celle de l'effluve électrique, se transforme en un gaz ayant une densité une fois et demie plus grande que celle de l'oxygène, et auquel on a donné le nom d'*ozone*. Les carbures d'hydrogène et d'autres combinaisons organiques présentent de nombreux exemples de polymérisation analogue : telle est la transformation directe de l'acétylène en benzine gazeuse trois fois aussi condensée.

L'acide hypoazotique et l'acide acétique peuvent-ils, à l'état gazeux, présenter, comme l'oxygène et comme l'acétylène, des modifications polymériques? C'est ce qu'affirment plusieurs chimistes éminents.

Les expériences nouvelles que j'ai faites, dans des conditions différentes de celles où l'on s'était placé jusqu'alors pour ces vapeurs, me paraissent mieux s'expliquer par la variation, d'ailleurs générale, des *coefficients de dilatation* et de *compressibilité*.

Densité de vapeur de l'acide hypoazotique.

R. Muller, en prenant la densité de l'acide hypoazotique à une température suffisamment basse, avait obtenu des nombres se rapprochant du double de la densité théorique, que l'on obtient au-dessus de 100°. Nous avons vu (p. 9) que MM. Playfair et Wanklyn ont obtenu des résultats analogues. Ils en ont conclu que, « près du point d'ébullition, cette vapeur présente une condensation qui correspond à la formule Az^2O^8 ».

A cette interprétation hypothétique des faits nous avions d'abord, H. Sainte-Claire Deville et moi, opposé une interprétation fondée sur la diminution progressive que nous avions constatée du coefficient de dilatation de la vapeur d'acide hypoazotique, qui ne devient constant et égal à celui de l'air qu'à des températures supérieures à 100°. Notre explication, donnée il y a une quinzaine d'années, n'a pas paru convaincante. On a expliqué la variation de la densité de la vapeur d'acide hypoazotique avec la température, en admettant que « cette vapeur se dissocie, c'est-à-dire qu'elle se décompose de manière à occuper graduellement un volume double de celui qu'elle occupait d'abord ».

J'ai repris la détermination de la densité de cette vapeur aux températures mêmes où on lui attribue un *état isomérique* particulier et j'ai démontré que, à ces températures, aussi bien qu'aux températures plus élevées, toute anomalie cesse si l'on se place dans des conditions où les vapeurs obéissent à la loi de Mariotte. *C'est là le point capital qui domine toute la question*. En effet, c'est seulement quand la vapeur a le même coefficient de dilatation et de compressibilité que l'hydrogène, que sa densité peut être comparée à celle de ce gaz et utilisée dans les discussions théoriques sur la proportionnalité entre les densités et les équivalents chimiques des corps.

J'ai constaté ainsi que, tandis que la densité de l'acide hypoazotique déterminée sous la pression atmosphérique est de 2,65, à la température de 26°,7, j'obtenais, en diminuant progressivement la pression, des nombres qui décroissaient jusqu'à la valeur normale et constante 1,6. A partir de ce moment, quand j'ai abaissé de nouveau la pression, j'ai trouvé qu'à la même température, sous deux pressions doubles l'une de l'autre, j'obtenais la même densité normale.

Ainsi la vapeur d'acide hypoazotique à 27° suit la loi de Mariotte, sous une pression suffisamment basse; elle obéit de même alors à la loi de Gay-Lussac, relative aux densités gazeuses. La vapeur d'acide hypoazotique, prise sous faible pression, se trouve donc, à 27°, dans le même état de condensation qu'au-dessus de 100° et, par suite, il n'est pas nécessaire d'admettre l'existence d'un état de condensation correspondant à Az^2O^8.

Densité de vapeur de l'acide acétique.

M. Bineau, en déterminant la densité de vapeur de cet acide à basse température et sous des pressions très faibles, mais *toujours voisines du point de saturation*, a obtenu des nombres compris entre 3,60 et 3,90. On en a conclu qu'aux températures voisines du point d'ébullition et aux températures inférieures à 120° « les molécules d'acide acétique peuvent s'unir par une sorte de *polymérisation* pour donner de l'acide diacétique » correspondant à la formule $C^8H^8O^8$, double de la formule $C^4H^4O^4$ ordinairement admise.

Les expériences de M. Cahours avaient montré que la densité de vapeur de l'acide acétique décroît progressivement quand on élève de plus en plus la température au-dessus de 120°, et qu'elle devient constante et égale à 2,09 à partir de 230°. Les partisans de l'acide diacétique expliquent cette variation en admettant qu'aux températures élevées cet acide « se dissocie et se dédouble peu à peu en 2^{mol} présentant à 230° la densité normale de l'acide acétique ».

Ici, comme pour l'acide hypoazotique, j'ai opéré aux températures mêmes où l'on attribue à l'acide acétique un *état isomérique* particulier. J'ai fait un

(15)

grand nombre de déterminations entre 127° et 131°, en abaissant progressivement la pression, de manière à reconnaître quand la vapeur suivrait la
loi de Mariotte. J'ai obtenu ainsi des nombres qui ont diminué de 3,10 à
2,12 quand la pression s'est abaissée de 0^m,760 à 0^m,060. Quand je diminuais encore la pression, la densité ne variait plus sensiblement.

La vapeur d'acide acétique à la température de 130° obéit donc à la loi de
Mariotte, dès que la pression est abaissée au-dessous de 0^m,060. Mais elle
obéit alors également à la loi de Gay-Lussac relative aux densités des gaz,
attendu que les chiffres 2,12 et 2,10 s'accordent avec la valeur 2,09 calculée d'après la proportionnalité des densités gazeuses aux équivalents. La
vapeur d'acide acétique présente donc à 130° aussi bien qu'à 230° sa densité normale, quand on la détermine dans les conditions où elle suit la loi
de Mariotte; elle se trouve à 130°, sous faible pression, dans le même état
de condensation qu'à 230°, sous la pression atmosphérique; elle répond à la
formule $C^4H^4O^4$ et non pas à la formule $C^8H^8O^8$.

**2° DENSITÉS ANOMALES DES VAPEURS DITES DÉCOMPOSÉES. — NOUVELLE MÉTHODE
POUR ÉTABLIR L'ÉQUIVALENT EN VOLUME DE SUBSTANCES VAPORISABLES.**

Équivalent en volume de l'hydrate de chloral.

M. Dumas, après avoir, il y a cinquante ans, par la détermination de la
densité de vapeur du chloral anhydre, montré le premier comment on doit
fixer la formule des composés neutres volatils, a pris la densité de vapeur
de l'hydrate de chloral et obtenu le nombre 2,76; il en a conclu que ce
composé est formé de 4^{vol} de vapeur de chloral et de 4^{vol} de vapeur d'eau
sans condensation. L'équivalent de l'hydrate de chloral $C^4HCl^3O^2 + H^2O^2$
correspondrait donc à 8^{vol} de vapeur (densité théorique, 2,86).

Dans ces derniers temps, M. Naumann ayant repris la détermination de
cette densité de vapeur à 78° et à 100° et ayant obtenu à ces températures
les nombres 2,81 et 2,83, très voisins de celui de M. Dumas, n'a pas hésité à
en conclure que l'hydrate de chloral ne peut, à ces températures et même
aux températures ordinaires, passer de l'état liquide à l'état gazeux sans se
décomposer *complètement* en 4^{vol} de vapeur de chloral et 4^{vol} de vapeur
d'eau. En d'autres termes, la vapeur d'hydrate de chloral n'existerait pas :
ce qui se dégage, à toute température, de l'hydrate de chloral liquide
serait un mélange de vapeur de chloral anhydre et de vapeur d'eau.

Nous nous trouvons ainsi en présence d'un fait incontestable et d'une interprétation arbitraire. Pour résoudre la question, il faut une méthode qui permette d'établir rigoureusement, par des expériences directes, si la vapeur fournie par l'hydrate de chloral est réellement un mélange de 4^{vol} de vapeur de chloral anhydre avec 4^{vol} de vapeur d'eau, ou si, au contraire, cette vapeur existe à l'état de composé défini représentant 8^{vol}.

Le problème revient donc à déterminer l'état hygrométrique d'un gaz, question qui peut se résoudre par l'observation d'un simple phénomène physique.

Les phénomènes de dissociation m'ont paru pouvoir fournir la solution de ce problème d'hygrométrie et des problèmes analogues. En effet, la dissociation de composés convenablement choisis, et introduits dans les vapeurs soumises à l'expérience, conduit à une méthode générale pour reconnaître si ces vapeurs sont des composés définis, ou des mélanges de composés plus simples. L'étude de la vapeur donnée par l'hydrate de chloral fournit un premier exemple de l'application de cette méthode, que j'ai appliquée aux alcoolates de chloral et aux sels ammoniacaux susceptibles de se vaporiser à une température peu élevée.

Le corps employé doit dégager moins de chaleur que le chloral en se combinant avec l'eau. S'il remplit cette condition, il est nécessairement peu stable, et il jouit par cela même de la propriété de se dissocier à la température de l'expérience.

Le sel qui, dans le cas de l'hydrate de chloral, satisfait le mieux jusqu'ici, est l'oxalate neutre de potasse $2KOC^4O^6 + 2HO$.

Les expériences ne peuvent donner des résultats que sous des pressions dépassant à peine la moitié de la tension maximum de la vapeur.

Pour remplir cette condition, et opérer néanmoins sur des poids notables de matière, afin d'obtenir des résultats suffisamment précis, j'ai été conduit à modifier le tube de M. Hofmann, de manière à disposer d'une capacité de 300^{cc} à 400^{cc} au lieu d'une chambre barométrique de 40^{cc} à 50^{cc} seulement.

L'appareil ainsi modifié sert : 1° pour déterminer la tension de dissociation du sel à employer; 2° pour prendre la densité de vapeur de l'hydrate de chloral, et 3° pour faire agir sur cette vapeur le sel hydraté.

La méthode que j'ai employée pour faire réagir le sel sur la vapeur comporte, dans son application au problème proposé, trois modes opératoires différents, qui se contrôlent mutuellement.

Le premier mode opératoire est celui qui paraît le plus simple : c'est celui que j'ai employé d'abord, mais je n'ai pas tardé à constater dans son application des difficultés spéciales, qui tiennent à la *lenteur* avec laquelle se fait l'efflorescence de l'oxalate neutre de potasse cristallisé. M. Wurtz, en employant ce procédé, est arrivé à des résultats semblables à ceux que j'avais obtenus après le même nombre d'heures de chauffe, mais les conclusions que nous en avons tirées n'ont pas été les mêmes. Il me semble cependant que la conclusion forcée de ses expériences, comme des miennes, est que, dans l'appareil, il existe de l'hydrate de chloral à l'état de gaz composé, distinct d'un mélange de chloral anhydre et de vapeur d'eau.

Ce premier procédé indique nettement le sens du phénomène à observer; par un second procédé, on arrive facilement à obtenir la tension limite du mélange et, par suite, à résoudre plus complètement le problème. Le troisième procédé vérifie les résultats des deux précédents. En résumé, il résulte de la méthode nouvelle que j'ai appliquée :

1° Que la vapeur d'hydrate de chloral n'a, à 78°, qu'une tension de dissociation à peine sensible ;

2° Que, si à 100° la tension de dissociation est notable, la plus grande partie de la vapeur d'hydrate de chloral n'en existe pas moins, à cette température comme à 78°, *à l'état de composé défini gazeux, distinct d'un mélange de deux vapeurs;*

3° Que la vapeur d'hydrate de chloral, contenant 4^{vol} de chloral anhydre et 4^{vol} de vapeur d'eau, *combinés* sans condensation, a un équivalent en volume qui correspond à 8 *volumes*, comme M. Dumas l'a annoncé le premier.

Cette conclusion est celle à laquelle M. Berthelot a été conduit également, par l'étude calorimétrique de l'hydrate de chloral, sous ses trois états, solide, liquide et gazeux.

II.

DISSOCIATION.

Sur l'emploi de la méthode de diffusion dans l'étude des phénomènes de dissociation.

En 1878, MM. E. Wiedemann et R. Schulze, en faisant diffuser à travers un diaphragme d'amiante de la vapeur d'hydrate de chloral à la température de 100°, ont constaté que la vapeur qui a traversé l'amiante donne, en se

3

condensant, de l'hydrate de chloral mêlé d'une petite quantité d'eau. Ils avaient cru pouvoir en conclure qu'à 100° l'hydrate de chloral est complètement décomposé en eau et en chloral.

L'année suivante, M. A. Naumann avait fait bouillir de l'hydrate de chloral dans une cornue communiquant avec un réfrigérant ascendant, de manière que la plus grande partie de la vapeur produite soit condensée dans ce réfrigérant et retourne dans la cornue, tandis qu'une partie seulement de cette vapeur arrive dans un récipient placé à l'extrémité du réfrigérant. Il avait constaté qu'au bout d'un certain temps il y avait dans la cornue de l'hydrate de chloral mêlé d'eau, et que dans le récipient il s'est condensé de l'hydrate de chloral mêlé de chloral anhydre. M. A. Naumann avait cru pouvoir conclure de cette expérience que l'hydrate de chloral ne peut pas se vaporiser sans se décomposer complètement en eau et en chloral.

Mais l'expérience de MM. E. Wiedemann et Schulze n'est que la reproduction de l'expérience de M. L. Pébal qui, en 1862, fit diffuser du chlorhydrate d'ammoniaque en vapeur à travers un tampon d'amiante, et constata qu'il obtenait ainsi, d'un côté, du chlorhydrate d'ammoniaque avec de l'ammoniaque libre et, de l'autre, du chlorhydrate d'ammoniaque avec de l'acide chlorhydrique.

L'expérience de M. A. Naumann rappelle celles où MM. Wanklyn et Robinson appliquaient, en 1863, les phénomènes de diffusion à l'étude de la vapeur d'acide sulfurique monohydraté et de la vapeur de perchlorure de phosphore.

Or, dès cette époque, H. Sainte-Claire Deville avait fixé la véritable portée des expériences fondées sur la diffusion. Il avait montré que, de la vapeur d'eau à 1000°, on pouvait retirer par diffusion de l'hydrogène et de l'oxygène libres, bien qu'à cette température la tension de dissociation de la vapeur d'eau fût assez faible pour que la densité de cette vapeur ne fût pas sensiblement diminuée par la présence des éléments libres.

Il avait donc, dès 1863, établi que par cette méthode on ne peut obtenir aucune notion sur la valeur de la *tension de dissociation* du chlorhydrate d'ammoniaque, de l'acide sulfurique monohydraté ou du perchlorure de phosphore en vapeur, et que, par suite, la diffusion ne peut résoudre la question de l'existence ou de la non-existence de ces corps à l'état de composés définis gazeux.

L'impossibilité de résoudre par la diffusion les questions délicates de la nature de celle que voulaient trancher MM. E. Wiedemann et Schulze et

M. A. Naumann était donc démontrée depuis vingt-cinq ans. Leurs expériences apportent simplement une confirmation de ce fait, établi par mes expériences antérieures, que l'hydrate de chloral possède, aux environs de 100°, une certaine tension de dissociation; mais elles ne peuvent donner la mesure de cette tension, ni, à plus forte raison, établir qu'elle est égale à la pression atmosphérique.

En effet, dans l'expérience de M. A. Naumann par exemple, quelque petite que soit la tension de dissociation, l'eau, qui dans le mélange est le composé le moins volatil, se condense (dans les parties du réfrigérant où la température est inférieure à 100°) en plus forte proportion que le chloral; si bien que, en continuant l'expérience assez longtemps, on obtiendra une séparation de plus en plus grande de l'eau et du chloral anhydre, sans qu'il soit possible d'en conclure autre chose que l'existence d'une tension de dissociation, pouvant d'ailleurs être aussi faible que l'on voudra.

Les expériences de M. A. Naumann, celle de MM. E. Wiedemann et R. Schulze, comme toutes les expériences fondées sur la diffusion, ne peuvent, en aucune façon, résoudre la question de l'existence ou de la non-existence de l'hydrate de chloral comme composé défini gazeux. Après comme avant ces expériences, la vapeur d'hydrate de chloral, au voisinage de 100°, reste comparable à la vapeur d'eau à 1000°. Toute expérience susceptible d'établir seulement qu'il y a dans la vapeur d'hydrate de chloral une certaine quantité d'eau libre et de chloral anhydre, ne saurait prouver qu'il n'existe pas d'hydrate de chloral à l'état de composé-défini gazeux dans le mélange; pas plus que, dans le cas de la vapeur d'eau à 1000°, on n'a songé à conclure, de la présence de l'oxygène et de l'hydrogène libres, à la non-existence de la vapeur d'eau à cette température.

Sur la mesure de la tension de dissociation de l'iodure de mercure.

Pour rendre évident le phénomène de la dissociation d'un composé gazeux, H. Sainte-Claire Deville mettait à profit la coloration violette de la vapeur d'iode.

En chauffant sur un fort bec de gaz un ballon de verre contenant de l'iodure de mercure, il déterminait la fusion, puis la vaporisation de ce corps qui fournit une vapeur absolument incolore. La température continuant à s'élever, la vapeur incolore se dissociait en vapeur de mercure et en vapeur d'iode, et la coloration violette de l'atmosphère du ballon devenait d'autant plus intense que la dissociation était plus avancée.

En laissant ensuite la température s'abaisser, on voyait cette coloration diminuer peu à peu, puis disparaitre complètement, la vapeur d'iode et la vapeur de mercure se recombinant pour former la vapeur incolore d'iodure de mercure qui se condense en cristaux jaunes, passant au rouge dans les conditions connues.

Cette expérience, qui démontre d'une manière si nette la décomposition partielle de ce composé, ne permet pas d'en conclure sa tension de dissociation.

Lorsque j'eus, en déterminant la température d'ébullition du sélénium, obtenu un point fixe, où l'iodure de mercure a une tension de dissociation notable, je cherchai à calculer cette tension pour la température de 665°.

La méthode que j'ai employée est applicable aux nombreux composés dont le volume est moindre que la somme des volumes des gaz composants. Ce procédé, fondé sur l'accroissement de force élastique qui accompagne la dissociation de ces composés, permet d'obtenir entre les tensions de la vapeur d'iode, de la vapeur de mercure et de la vapeur d'iodure de mercure qui remplissent le ballon à 665°, trois équations à l'aide desquelles on détermine la force élastique de chacun des gaz (vapeur d'iode et vapeur de mercure) mis en liberté, et la force élastique du composé gazeux (vapeur d'iodure de mercure) non dissocié. J'ai ainsi constaté que, pour une pression de 750^{mm}, la tension de dissociation de la vapeur d'iodure de mercure, c'est-à-dire la pression des gaz libres, est d'environ 150^{mm}. Cette tension de dissociation correspond à la décomposition d'environ $\frac{1}{8}$ du poids de l'iodure de mercure.

Mesure de la tension de dissociation de l'acide carbonique au-dessus de 1200°.

Pour établir la généralité de la méthode que j'ai employée à la détermination de la tension de dissociation de l'iodure de mercure, j'ai entrepris de l'appliquer à la détermination de la tension de dissociation du gaz acide carbonique aux plus hautes températures que puissent supporter les vases de porcelaine.

Pour ces expériences, deux ballons de porcelaine d'environ 300^{cc} de capacité et remplis l'un d'air sec, l'autre d'acide carbonique sec, sont placés l'un à côté de l'autre dans un moufle cylindrique en plombagine de 0^m,10 de diamètre intérieur. Ce moufle est chauffé dans un fourneau alimenté par l'huile lourde du gaz dont l'arrivée réglée par un robinet gradué permet de maintenir la température du moufle sensiblement constante aussi longtemps qu'on le désire. Quand la température a été maintenue stationnaire pendant environ une demi-heure, on ferme au chalumeau les deux ballons, et l'on détermine après refroidissement le volume des gaz qu'ils contiennent et qui occupaient toute la capacité des ballons à la température où ils ont été fermés. Trois équations permettent, comme dans le cas de l'iodure de mercure, de déterminer la force élastique de chacun des gaz composants (oxyde de carbone et oxygène) mis en liberté, et la force élastique du composé gazeux (acide carbonique) non dissocié. J'ai pu ainsi constater que l'acide carbonique possède à 1200° une tension sensible de dissociation.

Pour vérifier cette dissociation, j'ai fait passer du gaz acide carbonique sur de l'argent en fusion, à 1200° environ, dans un tube de porcelaine verni intérieurement et extérieurement. L'argent a absorbé de l'oxygène, et le gaz qui avait traversé le tube contenait de l'oxyde de carbone.

EXISTENCE D'UN MAXIMUM DE LA TENSION DE DISSOCIATION.

*Composés susceptibles de se produire à une température supérieure
à celle qui détermine leur décomposition complète.*

On sait que la plupart des corps se décomposent sous l'influence de la chaleur, et que leur décomposition est complète si l'on élève suffisamment la température. Il semblait naturel d'admettre qu'au-dessus de cette température ces composés ne pouvaient plus exister.

Dans plusieurs Notes, publiées sur ce sujet avec M. Hautefeuille, nous avons pu établir que cette conclusion est trop absolue.

Une première Note est relative à plusieurs composés nouveaux du silicium, qui présentent cette remarquable propriété. Le *sesquichlorure de silicium* en particulier, très stable à la température ordinaire, commence à se décomposer vers 350°; sa décomposition est complète vers 800°. Mais, si l'on met en présence à 1200° environ les produits de sa décomposition, il reprend naissance aux dépens de ces mêmes produits. On peut isoler le sesquichlorure ainsi formé, en le refroidissant assez brusquement pour qu'il ne passe qu'un temps très court à la température de 800° environ.

Si, au contraire, on le laisse arriver lentement dans les parties du tube où règne cette dernière température, il s'y décompose en donnant du silicium cristallisé qui ne tarde pas à obstruer le tube. Au lieu de recueillir du sesquichlorure qui bout à 146°, on n'obtient, dans ce cas, que du bichlorure bouillant à 58°.

Le sesquichlorure de silicium offre donc l'exemple d'un corps susceptible de se produire, et par suite de présenter une grande stabilité à une température supérieure, aussi bien qu'à une température inférieure à celle qui peut déterminer sa décomposition complète.

Nous avons observé des phénomènes analogues avec le protochlorure et le sous-fluorure de silicium.

Ces résultats ne sont pas restés longtemps isolés : en effet, M. Ditte a constaté depuis que les acides sélénhydrique et tellurhydrique, si faciles à décomposer à une température convenable en leurs éléments gazeux, peuvent se reproduire aux dépens de ces mêmes éléments, à une température plus élevée.

Nous avons réussi nous-même à multiplier les exemples de corps qui présentent cette propriété remarquable ; nous l'avons reconnue dans le *protochlorure de platine,* dans l'*ozone* et le *protoxyde d'argent.*

Protochlorure de platine.

Pour le protochlorure de platine, nous l'avons constatée de la manière suivante : Le platine chauffé à 1400° environ n'est ni fusible ni volatil, qu'on opère dans le vide ou dans les gaz oxygène, hydrogène ou azote. Mais si, sur le métal ainsi chauffé dans un tube de porcelaine au milieu d'un gaz inerte, on fait arriver quelques bulles de chlore, on constate que le chlore, après avoir été en contact avec le platine à la température de 1400°, va déposer, dans les parties du tube qui sont à une température moins élevée, de très petits cristaux de platine.

Le platine se conduit donc comme s'il était volatil dans le chlore. Cette volatilisation apparente du platine, qui rappelle celle que nous avons signalée pour le silicium, s'explique de la même manière : elle est le résultat de la décomposition par abaissement de température d'un chlorure de platine formé à une température très élevée.

Pour isoler ce chlorure et en reconnaître la nature, nous avons adopté une disposition qui, en déterminant son refroidissement brusque, empêche sa décomposition : le tube de porcelaine contenant le platine chauffé à 1400° est traversé suivant son axe par un tube de verre mince maintenu froid par un courant d'eau (tube chaud et froid). Le produit qui prend naissance par l'action du chlore sur le platine à 1400° vient se déposer sur la partie inférieure du tube froid. Nous avons pu le recueillir, l'analyser et reconnaître que c'est du protochlorure de platine.

(23)

Ce chlorure présente donc un nouvel exemple de corps capables de se produire à une température plus élevée que celle qui détermine leur décomposition complète.

Ozone.

L'ozone est, d'après nos expériences, susceptible, comme les composés précédents, de prendre naissance à une température supérieure à celle qui détermine sa décomposition.

On sait que l'ozone passe à l'état d'oxygène ordinaire à une température d'environ 250°. Nous avons pu cependant constater qu'il se produit de l'ozone, quand on maintient dans un tube de porcelaine de l'oxygène à une température de 1300° à 1400°.

Pour établir ce fait important et nouveau, nous avons disposé l'expérience de la manière suivante : le tube contenant l'oxygène à haute température est traversé, suivant son axe, par un tube d'argent maintenu froid au moyen d'un courant d'eau; la surface de ce tube froid se recouvre d'un enduit de bioxyde d'argent, insoluble dans l'acide acétique, soluble avec dégagement de gaz dans l'ammoniaque : c'est exactement ce que l'on eût obtenu à la température ordinaire avec de l'oxygène ozonisé par les méthodes connues.

De plus, si, par un tube de petit diamètre, logé dans un tube froid, on extrait l'oxygène ozonisé par l'action de la chaleur et brusquement refroidi, on peut produire la décoloration de l'indigo et les réactions caractéristiques de l'ozone.

D'après ces expériences, il est probable que l'oxygène, lorsqu'il se trouve à la température des foyers métallurgiques, est en partie à l'état d'ozone. Elles nécessitaient des essais nouveaux pour mettre hors de doute la production de l'oxyde d'argent par voie sèche.

Production de l'oxyde d'argent par voie sèche.

Proust avait observé qu'au chalumeau ordinaire l'argent donne un enduit contenant un peu d'oxyde d'argent. H. Sainte-Claire Deville et M. Debray avaient constaté que, si l'on refroidit brusquement la vapeur émise par l'argent en ébullition au contact de l'air, on obtient de l'argent métallique mélangé d'une petite quantité d'oxyde d'argent. On pouvait, depuis que l'on connaît nos expériences sur l'ozone, se demander si l'oxyde d'argent, si facilement décomposable par la chaleur, s'était réellement produit à une température élevée ou s'il n'avait pas plutôt pris naissance par une réaction entre de l'argent froid et de l'oxygène encore très chaud et par suite ozonisé. Pour analyser le phénomène, nous avons déterminé la vaporisation de l'argent dans un tube de porcelaine chauffé à 1400° et traversé, suivant son axe, par un tube bien refroidi au moyen d'un courant d'eau. Nous avons ainsi recueilli, sur le tube froid, de l'argent métallique mêlé à une très forte proportion de protoxyde d'argent. Or, dans les expériences préliminaires faites avec le même tube, nous avions constaté que l'argent froid ne donne, au contact de l'oxygène très chaud, que du bioxyde d'argent sans trace de protoxyde.

La présence du protoxyde d'argent dans le dépôt formé sur le tube froid, pendant la vaporisation de l'argent, montre donc que le protoxyde d'argent, bien que décomposable à basse température, peut se produire à une température élevée.

En résumé, parmi les corps décomposables à basse température, il en est un certain nombre qui sont susceptibles de *se produire* et, par suite, de *présenter de la stabilité* à une température très supérieure, aussi bien qu'à une température inférieure à celle qui détermine leur décomposition complète. Il en résulte que quelques composés, susceptibles de se décomposer complètement aux températures de nos foyers, peuvent exister dans l'atmosphère du Soleil, même si la température est, comme on l'admet, supérieure à toutes celles que nous pouvons produire.

III.

TRANSFORMATIONS ISOMÉRIQUES ET ALLOTROPIQUES DES CORPS VAPORISABLES.

TENSIONS DE TRANSFORMATION.

Le parallélisme des tensions de dissociation et des tensions maxima des vapeurs, développé par H. Sainte-Claire Deville, établit un système d'analogies entre les phénomènes chimiques de combinaison ou de décomposition des corps, et les phénomènes physiques de volatilisation ou de condensation des vapeurs.

Dans une série de Mémoires, publiés depuis 1868 avec M. Hautefeuille, j'ai cherché à démontrer que la transformation isomérique des corps qui peuvent prendre l'état gazeux rappelle ces deux phénomènes : la transformation est partielle pour une température donnée et progressive à mesure que la température s'élève; la pression finale que prend le produit gazeux lorsque l'expérience est suffisamment prolongée, constante pour chaque température, peut servir à mesurer ce que nous appelons la *tension de transformation*.

Ces transformations offrent un nouve_ exemple de phénomènes chimiques obéissant aux mêmes lois que la dissociation et la vaporisation, et les tensions de transformation viennent se placer entre les tensions de dissociation et les tensions maxima des vapeurs.

Cyanogène et paracyanogène.

Nos premières expériences ont été faites sur le cyanogène et son isomère, le paracyanogène. Nous avons constaté que, dans son passage d'un état isomérique à l'autre, il présente des phénomènes absolument comparables à la vaporisation d'un liquide et à la condensation de sa vapeur. Nous avons en effet observé que le paracyanogène se transforme partiellement en cyanogène sous l'influence de la chaleur, et que la transformation s'arrête dès que le cyanogène exerce sur le paracyanogène une pression déterminée et invariable pour chaque température.

Cette invariabilité de la pression pour une température donnée suffirait à elle seule pour établir l'existence de la transformation inverse du cyanogène en paracyanogène : nous avons vérifié le fait par des expériences directes, exécutées en soumettant à l'action de la chaleur des tubes scellés à la lampe, qui contenaient de petites quantités de cyanogène liquéfié et pur.

Acide cyanurique.

L'acide cyanurique ordinaire et son isomère la cyamélide (acide cyanurique insoluble), qui se transforment en acide cyanique gazeux sous l'influence de la chaleur, nous ont présenté des phénomènes comparables à ceux que nous a offerts le paracyanogène. Ici la pression du gaz cyanique sert à mesurer la transformation de son isomère.

L'acide cyanique en vapeur, porté à des températures comprises entre ces limites, se transforme partiellement en acide cyanurique, et les tensions qui limitent cette transformation sont numériquement égales à celles qu'on obtient dans la transformation inverse.

4

(26)

Avant nos recherches, on ne connaissait que la transformation de l'acide cyanique libre, décrite par M. Wöhler. La différence profonde qui existe entre la transformation isomérique de ce liquide et celle de sa vapeur n'avait pas été soupçonnée.

L'acide cyanique liquide, maintenu à zéro, se transforme rapidement et d'une façon complète; mais, pendant que le liquide se transforme, la vapeur qui sature l'espace libre au-dessus de lui conserve temporairement son état gazeux et la tension maximum qu'elle avait avant le changement isomérique du liquide. Cette vapeur n'échappe cependant pas indéfiniment à la transformation en cyamélide; celle-ci apparaît peu à peu en couche mince et uniforme sur les parois du verre, dans lequel se fait à la longue un vide absolu.

Si, au lieu de considérer la vapeur d'acide cyanique à zéro, nous la prenons à une température élevée, 200° par exemple, il résulte de nos expériences que la transformation est limitée. La vapeur cesse de se transformer dès que sa tension, après avoir diminué peu à peu, a pris une valeur minimum, différente de la tension primitive de la vapeur d'acide cyanique. Cette tension nouvelle est la *tension de transformation*.

Ainsi, la *tension de transformation* d'une vapeur pour une température donnée se distingue de sa *tension maximum*, relative à la même température, à la fois par sa valeur absolue et par ce fait qu'elle ne s'établit en général que très lentement. Ce n'est qu'à des températures élevées que la rapidité avec laquelle on obtient la tension de transformation devient plus grande et comparable à celle avec laquelle s'établit la tension maximum d'une vapeur.

Cette distinction entre la tension maximum d'une vapeur et la tension de transformation permet de comprendre le phénomène complexe présenté par une substance qui, à une même température, peut se vaporiser et se transformer. On a d'abord, pendant un temps plus ou moins long, une tension maximum de vapeur, limitant le phénomène physique de la vaporisation; puis, finalement, une tension minimum qui limite le phénomène chimique de la transformation.

Transformation allotropique du phosphore.

La distinction que nous venons d'établir nous a permis d'analyser complètement la transformation allotropique du phosphore et de séparer des phénomènes jusqu'ici confondus et regardés, malgré leur différence profonde, comme devant obéir à une seule et même loi.

La transformation du phosphore blanc liquide en phosphore rouge rappelle la transformation de l'acide cyanique liquide en cyamélide, tandis que la production du phosphore rouge aux dépens de la vapeur de phosphore obéit aux lois de la transformation du gaz cyanique en acide cyanurique.

La facilité avec laquelle se fait la transformation du phosphore liquide porté à une certaine température, 280° par exemple, est de tous points comparable à la production de la cyamélide aux dépens de l'acide cyanique liquide. Comme celle-ci, elle porte sur la totalité du phosphore resté liquide. La vapeur émise vers 260° se montre aussi stable à cette température que le gaz cyanique à une température basse.

D'un autre côté, à une température suffisamment élevée, la vapeur de phosphore, comme celle de l'acide cyanique, éprouve une transformation partielle : le phosphore rouge prend naissance, comme l'acide cyanurique, aux dépens d'une vapeur, et la transformation cesse lorsque la pression, après avoir diminué graduellement, atteint une nouvelle limite. La rapidité de ce changement est d'autant plus grande que la température est plus élevée.

Pour bien mettre en lumière la différence entre la *tension maximum* de la vapeur du phosphore et sa *tension de transformation* à la même température, nous avons déterminé séparément chacune de ces tensions par de nombreuses expériences.

La détermination des tensions maxima de la vapeur de phosphore, supérieures à la pression atmosphérique, n'avait jamais été tentée à cause des difficultés qu'elle présente. Nous avons surmonté ces difficultés pour les températures de 360° et de 440°, en mesurant simultanément la température d'ébullition et la tension correspondante.

Aux températures supérieures à 440°, la détermination directe eût été trop difficile et trop dangereuse; nous avons employé une méthode indirecte entièrement nouvelle, que nous avons pu appliquer jusqu'à 511°. Nous avons ensuite mesuré les tensions de transformation jusqu'à la température de 577°. Nos déterminations montrent nettement combien la tension de transformation est, pour chaque température, différente de la tension maximum de vapeur correspondante. Cette tension de transformation est d'ailleurs, pour le phosphore comme pour l'acide cyanique et le cyanogène, identiquement la même, quel que soit celui des états allotropiques qui serve de point de départ.

CHIMIE MINÉRALE.

HYDROGÈNE. — RECHERCHES SUR LES ALLIAGES QU'IL FORME AVEC LES MÉTAUX.

Gay-Lussac et Thenard avaient constaté que le potassium et le sodium, chauffés à l'aide d'une lampe à esprit-de-vin dans une cloche courbe, pleine d'hydrogène et placée sur le mercure, absorbent une certaine quantité de ce gaz. Cet hydrogène forme-t-il avec le métal alcalin une véritable combinaison ou y existe-t-il simplement à l'état de dissolution?

Telle est la question que, dans un travail, fait en commun avec M. Hautefeuille, j'ai cherché à résoudre.

Alliage d'hydrogène et de potassium.

Nous avons constaté que le potassium et le sodium peuvent être fondus dans le gaz hydrogène sans absorber la moindre trace de ce gaz. L'absorption ne commence qu'au-dessus de 200° pour le potassium, et au-dessus de 300° pour le sodium.

Par le contact prolongé de l'hydrogène avec le potassium à 300° environ, nous avons obtenu une véritable combinaison définie, ayant au-dessus de 200° une tension de dissociation parfaitement constante pour chaque température.

Ce composé a pour formule K^2H. Il a, comme les alliages ordinaires, les propriétés physiques des métaux. Il ressemble à l'amalgame d'argent, dont il a le grain et l'éclat. Il est très cassant. Au contact de l'air, il s'enflamme immédiatement. Il peut être fondu dans le gaz hydrogène ou dans le vide sans subir la moindre décomposition. Il n'abandonne de l'hydrogène qu'au-dessus de 200°, et il faut le chauffer au-dessus de 410° pour que sa tension de dissociation soit égale à la pression atmosphérique.

Les conditions nécessaires pour la production et la décomposition de ce corps sont donc comparables à celles nécessaires pour la production et la décomposition de l'oxyde de mercure, le mercure ne s'oxydant que vers 300° et l'oxyde formé se décomposant vers 500° dans les conditions ordinaires de pression.

Alliage d'hydrogène et de sodium.

Cet alliage se prépare, comme le précédent, par l'union directe des éléments qui le constituent; il a pour formule Na^2H. Il est blanc d'argent, un peu plus fusible que le sodium. Il est mou comme ce métal à la température ordinaire, mais il devient cristallin, très cassant, facile à pulvériser un peu avant sa fusion. Sa densité est 0,959, celle du sodium étant 0,970. Il est moins rapidement altérable à l'air que l'alliage précédent. Il peut être fondu et chauffé jusqu'à 300° dans le vide, dans le gaz hydrogène ou dans l'azote, sans subir la moindre décomposition. Cet alliage peut dissoudre, comme celui de potassium, de petites quantités d'hydrogène.

Alliage d'hydrogène et de palladium.

L'hydrogène forme avec le palladium un alliage Pa^2H qui a, comme les précédents, les propriétés physiques des métaux. Il a de plus la propriété d'absorber le gaz hydrogène à la façon du platine ou du charbon poreux, en quantité d'autant plus grande pour une température donnée que la pression extérieure de ce gaz est plus forte. Cette propriété explique le désaccord qui existe entre nos résultats et ceux de Graham. Après avoir constaté le premier que le palladium peut absorber jusqu'à 982 fois son volume d'hydrogène, Graham avait admis qu'i existe un alliage à équivalents égaux PaH, bien que ce maximum de 982^{vol} d'hydrogène ne corresponde, comme il le remarque lui-même, qu'à $0^{éq}$,772 d'hydrogène pour $1^{éq}$ de palladium. L'absorption de l'hydrogène par le palladium correspond en réalité à un phénomène plus complexe que ne .e supposait l'illustre chimiste anglais. En effet, en déterminant les tensions que prend l'hydrogène, dégagé aux diverses températures, par le palladium hydrogéné, nous avons constaté :

1° Que, si le volume de l'hydrogène fixé est supérieur à 600 fois le volume du palladium, la tension de l'hydrogène décroît, pour une même température, à chaque soustraction de gaz, comme si l'on avait affaire à une dissolution d'acide carbonique dans l'eau;

2° Que la tension devient constante, ce qui est le caractère d'une combinaison, dès qu'il n'y a plus que 600^{vol} de gaz. Ce volume correspond à $1^{éq}$ d'hydrogène pour $2^{éq}$ de palladium.

L'hydrogène forme donc bien avec le palladium un alliage défini dont la formule est Pa^2H. Cet alliage dissout ensuite du gaz hydrogène à la façon du platine, et en quantité variable avec son état physique. La densité de l'alliage est 11,06, celle du métal qui a servi à le préparer étant 12,0.

Densité de l'hydrogène allié aux métaux.

Graham avait cherché à déterminer la densité de l'*hydrogenium* en mesurant l'allongement qu'éprouve un fil de palladium pur, ou allié à un autre métal, lorsqu'on le sature de gaz hydrogène au pôle négatif d'un voltamètre; il a ainsi obtenu des nombres variant de 1,708 à 0,733. L'auteur n'employait ce procédé détourné, et peu exact, que parce que le corps sur lequel il opérait, dégageant constamment de l'hydrogène à la température ordinaire, il lui était impossible d'employer une méthode plus précise.

L'alliage Pa²H, que nous avons obtenu, n'abandonnant pas d'hydrogène à la température ordinaire, nous avons pu prendre sa densité par les méthodes rigoureuses de la Physique.

Nous en avons pu déduire, pour la densité de l'hydrogène combiné au sodium, le nombre 0,63 et pour celle de l'hydrogène combiné au palladium le nombre 0,62.

L'accord de ces deux déterminations, obtenues en partant des alliages que forme l'hydrogène avec des métaux aussi différents que le palladium et le sodium par leur poids spécifique (12 et 0,97) et par leur équivalent (106,5 et 23), permet de présenter leur moyenne 0,625 comme une première approximation, au moins probable, de la densité de l'hydrogène allié aux métaux. Cette densité est très voisine de celle, 0,59, du lithium, le plus léger de tous les métaux.

Volume atomique de l'hydrogène combiné aux métaux.

Le calcul donne pour le volume atomique de l'hydrogène combiné au sodium le nombre 1,59 et pour celui de l'hydrogène combiné au palladium le nombre 1,60. Ces deux nombres sont parfaitement concordants. Ils établissent que le volume atomique de l'hydrogène est le plus petit des volumes atomiques connus.

SOUFRE.

Analogie de la vapeur de soufre à 440° avec l'oxygène ozonisé.

J'ai démontré précédemment que les densités anomales que présentent les vapeurs d'acide hypoazotique et d'acide acétique, lorsqu'on les considère

(31)

sous la pression atmosphérique dans le voisinage de leur point d'ébullition, tiennent non pas à un état allotropique de ces vapeurs, mais uniquement à ce que ces vapeurs n'obéissent pas dans ces conditions à la loi de Mariotte. J'ai établi qu'il suffisait d'abaisser la pression pour obtenir des nombres qui, diminuant peu à peu, atteignent bientôt la valeur de la densité normale. Ces vapeurs se comportent donc comme l'acide carbonique, l'acide sulfureux, le cyanogène, si bien étudiés par V. Regnault.

Il n'en est pas de même de la vapeur de soufre à 440°. J'ai, en effet, constaté qu'à cette température la densité de cette vapeur est *indépendante de la pression*. Elle conserve à cette température, et quelque faible que soit la pression, la valeur 6,6, triple de la valeur 2,2 qu'elle possède aux températures élevées. Cette vapeur ne se comporte donc pas comme l'acide carbonique, l'acide sulfureux, le cyanogène, l'acide hypoazotique et l'acide acétique; elle se comporte comme l'oxygène ozonisé, dont la densité, égale à une fois et demie celle de l'oxygène ordinaire, est, à la température de 10°, indépendante de la pression. La vapeur de soufre à 440° est donc comparable à l'ozone.

L'ozone se décomposant peu à peu et repassant à l'état d'oxygène ordinaire, à mesure que la température s'élève, il était intéressant de constater si la vapeur de soufre passerait, comme l'ozone, progressivement, d'un état allotropique à un autre, quand la température s'élève, et si, par suite, sa densité de vapeur, prise à une température intermédiaire entre la température d'ébullition du soufre et celle du cadmium, aurait une valeur intermédiaire entre 6,6 et 2,2 : c'est ce que j'ai vérifié par l'expérience, grâce à l'emploi de la température constante d'ébullition du sélénium, et c'est ce que prouvent les nombres 2,94 et 2,92 que j'ai obtenus à la température de 665°. La vapeur de soufre passe donc, comme l'oxygène, progressivement, d'un état allotropique à un autre quand la température s'élève.

SÉLÉNIUM.

Sur la température d'ébullition du sélénium.

Le sélénium se trouve dans le commerce à un prix relativement peu élevé, depuis qu'on a découvert un minerai abondant et d'un traitement facile, la zorgite, séléniure de cuivre et de plomb contenant environ 30 pour 100 de sélénium.

La détermination de la température d'ébullition de ce métalloïde, qui est intermédiaire entre celle du soufre et celle du cadmium, présentait de l'intérêt pour diverses opérations chimiques, exigeant une température constante, et en particulier pour la détermination des densités de vapeur. Ces densités sont constamment employées en Chimie organique comme caractère spécifique des corps. Si la Chimie minérale est moins avancée sous ce rapport, c'est qu'un petit nombre seulement de substances minérales entrent en ébullition à des températures assez basses pour que leur densité de vapeur puisse être aussi aisément déterminée.

L'usage des températures constantes d'ébullition du mercure et du soufre, en permettant d'opérer avec facilité jusqu'à 350° et 440°, a constitué un progrès sur l'emploi des bains d'huile, qui ne permettaient d'opérer que jusque vers 300° et exigeaient des soins particuliers pour maintenir longtemps constante la température maximum à laquelle se faisait l'expérience.

Les points d'ébullition du cadmium et du zinc, aussi constants que celui de l'eau sous la pression atmosphérique, ont permis d'aller jusqu'à près de 1000°; mais, à ces dernières températures, on est obligé de remplacer les ballons de verre, si faciles à étirer et à fermer, par des ballons en porcelaine, dont l'emploi s'est encore peu répandu, par suite de la difficulté qu'on éprouve à les fermer et à les refroidir assez lentement pour éviter des ruptures dans le col du ballon.

Ces inconvénients devaient faire rechercher *un moyen de reculer aussi loin que possible la limite des températures constantes auxquelles on pourrait employer le verre;* c'est dans ce but que j'ai eu recours au sélénium.

J'ai déterminé sa température d'ébullition dans un creuset de plombagine chauffé au four Perrot. Le réservoir thermométrique était protégé par des écrans en terre réfractaire contre toute surchauffe et contre tout refroidissement des parois. La mesure du volume du gaz restant dans le réservoir thermométrique était faite par la nouvelle méthode qui sera décrite plus loin.

J'ai ainsi obtenu, comme moyenne d'expériences très concordantes, le nombre 665° pour la température d'ébullition du sélénium sous la pression de 760^{mm}.

A cette température, les verres peu fusibles, tels que des verres de Bohême et certains verres français, résistent sans se déformer. On pourra donc utiliser cette température constante comme celle du mercure et celle du soufre en ébullition, pour y effectuer dans le verre des réactions chimiques qui exigent un temps prolongé et des déterminations de densité de vapeur avec toute la précision que comporte le procédé de M. Dumas.

.(23)

Le phosphore rouge, appelé souvent *phosphore amorphe,* cristallise à une température élevée.

M. Hittorf, en chauffant, en vase clos, du phosphore rouge avec du plomb, avait déjà obtenu, à la surface de ce métal, des lamelles brillantes de phosphore à aspect métallique. En traitant le plomb par l'acide azotique, qui dissout le métal, il lui était resté une poudre cristalline, qu'il a appelée *phosphore métallique cristallin.*

Dans les études sur les transformations du phosphore, que nous avons faites en commun, M. Hautefeuille et moi, nous avons obtenu, sans intervention d'aucun corps étranger, du phosphore rouge parfaitement cristallisé. Il fallait, pour cela, atteindre la température d'environ 580°, voisine du ramollissement d'un verre peu fusible.

Préparé à cette température, le phosphore a souvent l'aspect d'une masse ayant éprouvé un commencement de fusion; sa cassure est conchoïde; en fragments très minces, il est transparent et d'une belle couleur rouge. C'est dans les cavités de cette matière que l'on rencontre des cristaux bien développés, rappelant les géodes de quartz hyalin que l'on trouve dans les agates. Quelquefois le phosphore rouge, moulé sur les parois du tube de verre peu fusible dans lequel s'est fait l'expérience, paraît amorphe à la surface, tandis que son axe est, dans toute la hauteur, occupé par des cristaux très déliés formant un feutrage divergent, comme le cinabre du commerce. Ce n'est que lorsque le phosphore rouge est ainsi cristallisé qu'il présente les caractères qu'on est habitué à rencontrer dans les espèces minérales définies. Préparé à une plus basse température, il présente des propriétés qui varient avec cette température. En effet, nous avons reconnu, par des mesures calorimétriques et de nombreuses déterminations de poids spécifique, que la densité et la chaleur de combustion, ces deux caractères de l'espèce, varient d'une manière continue dans les échantillons formés à des températures graduellement croissantes.

Chaleur de transformation isomérique de l'acide arsénieux.

Des expériences nombreuses sur l'acide arsénieux vitreux et sur les acides arsénieux octaédrique et prismatique nous ont montré que la chaleur de contraction ne représente pas toujours la perte de chaleur qu'éprouve un corps lorsqu'il subit une transformation moléculaire.

Nous établissons, par différentes expériences, que les anomalies sont nombreuses, et que les lois de la dilatation des corps isomères dimorphes doivent, au même titre que les densités, intervenir dans la prévision du sens dés phénomènes calorifiques qui accompagnent la transformation isomérique, ainsi que le changement de forme cristalline des corps isomorphes.

IODE.

Sur la variation du coefficient de dilatation et du coefficient de compressibilité de l'iode.

Les importantes expériences de M. V. Meyer sur la variation de la densité de la vapeur de l'iode aux températures très élevées, et les résultats de MM. Crafts et Meier qui les confirment, ont conduit ces savants à l'ingénieuse hypothèse d'une dissociation de l'iode ou d'un changement isomérique de cette substance.

Pour soumettre cette interprétation au contrôle de l'expérience, j'ai repris la densité de vapeur de l'iode, dans des ballons de 250^{cc} à 300^{cc}, d'abord à des températures supérieures à $1200°$ sous la pression atmosphérique, puis à la température constante d'ébullition du soufre, mais sous des pressions variables.

J'ai obtenu ainsi, par les températures de $1235°$, $1241°$ et $1250°$, les nombres $5,82$; $5,71$; $5,65$.

Ces nombres étaient calculés en admettant l'hypothèse que la vapeur d'iode suit la loi de Gay-Lussac, c'est-à-dire possède un coefficient de dilatation constant et égal à celui de l'air.

En opérant à $440°$ sous des pressions de

$$768^{mm},0, \quad 67^{mm},2, \quad 48^{mm},6, \quad 34^{mm},5,$$

j'ai obtenu les nombres

$$8^{mm},70, \quad 8^{mm},20, \quad 7^{mm},75, \quad 7^{mm},35.$$

Ces nombres étaient calculés en admettant que la vapeur d'iode suit exactement la loi de Mariotte.

On voit par ces résultats que la densité de la vapeur d'iode, calculée avec $\alpha = 0,00367$ et $PV = 1$, diminue aussi bien à basse qu'à haute température.

(35)

Les hypothèses qui s'appuient soit sur une dissociation de l'iode, soit sur
un changement isomérique, sont dès lors difficilement admissibles. Les
seules conséquences nécessaires des expériences faites à hautes températures ou à basses pressions sont que le *coefficient de dilatation* de l'iode est
variable avec la température et que son *coefficient de compressibilité* est
variable avec la pression.

Coefficient de dilatation de la vapeur d'iode à la température d'ébullition du sélénium.

On sait qu'aux températures voisines de 1200° le coefficient de dilatation de la vapeur d'iode diffère beaucoup de celui de l'air, mais la question
est restée indécise pour les températures inférieures à 700°, les expériences
de MM. Crafts et Meier leur ayant fourni pour la densité de la vapeur d'iode,
aux températures de 677° et 682°, des nombres variant de 8,06 à 8,58.

J'ai repris cette détermination en utilisant la température constante d'é-
bullition du sélénium, à laquelle je pouvais encore employer des ballons en
verre extrêmement peu fusible.

J'ai ainsi obtenu les nombres concordants 8,53 et 8,57. Il en résulte que
la vapeur d'iode possède encore à 665° un *coefficient de dilatation* qui ne
diffère que très peu de celui de l'air, tandis que son *coefficient de compressibilité* est déjà à 440°, comme je l'ai établi, très notablement différent du
coefficient de compressibilité de l'air.

Influence de la compressibilité des éléments sur la compressibilité des composés dans lesquels ils entrent.

Les gaz simples qui ont un coefficient de compressibilité ou un coefficient
de dilatation très différent de celui de l'air transportent-ils cette propriété
dans les composés qu'ils forment? C'est une question que les propriétés remarquables de la vapeur d'iode m'ont permis d'aborder.

On vient de voir par les recherches de M. V. Meyer, confirmées par celles
de MM. Crafts et Meier et par les miennes, que la densité de la vapeur d'iode
diminue notablement quand la température s'élève au-dessus de 700°; et
que, par suite, son *coefficient de dilatation* augmente aux températures élevées. J'ai, de plus, établi que déjà à 440° le *coefficient de compressibilité* de
cette vapeur diminue avec la pression, et mes expériences ont été vérifiées
par MM. Crafts et Meier.

(36)

On peut différer sur l'hypothèse à faire pour expliquer ces phénomènes, mais on est parfaitement d'accord sur la réalité des faits : le coefficient de dilatation de la vapeur d'iode croît avec la température, et son coefficient de compressibilité diminue avec la pression.

J'ai cherché si ces propriétés se retrouvaient dans les combinaisons que l'iode forme avec d'autres corps simples, ayant d'ailleurs des coefficients de dilatation et de compressibilité voisins de celui de l'air.

Pour résoudre cette question, il faut expérimenter sur des composés iodés non susceptibles de dissociation dans les conditions où l'on opère : un grand nombre d'iodures se décomposant aux températures supérieures à 700°, il est difficile d'obtenir leur coefficient de dilatation pour ces températures.

La difficulté est moindre quand il s'agit des coefficients de compressibilité, car on peut alors opérer à une température moins élevée. C'est cette partie de la question que j'ai d'abord traitée.

La vapeur d'iodure de mercure, qui ne se dissocie pas à la température de 440°, convient très bien pour ces expériences.

Je me suis assuré, par des déterminations préliminaires, que le coefficient de compressibilité de la vapeur de mercure est, à 440°, très voisin de celui de l'air atmosphérique.

En combinant le mercure avec le chlore, qui possède également, à la température de 440°, le même coefficient de compressibilité que l'air, on obtient du bichlorure de mercure, qui doit avoir, à cette température, le même coefficient de compressibilité que l'air. C'est ce que prouvent les résultats que j'ai obtenus en opérant sous des pressions qui ont varié de $757^{mm},14$ à $74^{mm},63$.

En combinant au contraire le mercure avec l'iode, qui présente un coefficient de compressibilité différent de celui de l'air, et déterminant sa densité de vapeur sous des pressions très différentes, j'ai pu constater que la propriété de la vapeur d'iode se transmet au composé qu'il forme en se combinant avec le mercure. La densité prise sous des pressions variant de $753^{mm},1$ à $46^{mm},3$ a varié elle-même de $15,89$ à $14,82$.

La variation du coefficient de compressibilité de la vapeur d'iode se retrouve donc dans la vapeur d'iodure de mercure. D'autres exemples permettront de généraliser ces résultats.

Sur l'équivalent des iodures de phosphore.

En recherchant si les gaz simples, qui ont un coefficient de compressibilité ou un coefficient de dilatation très différent de celui de l'air, transportent cette propriété dans les composés qu'ils forment, j'ai été conduit à étudier un certain nombre d'iodures dont les constantes physiques n'avaient pas encore été déterminées. Parmi ces corps se trouvent les iodures de phosphore; la détermination de leur équivalent présente, au moins en ce qui concerne le biiodure, un intérêt réel.

Biiodure de phosphore. — L'équivalent du biiodure de phosphore ne peut pas être fixé comme celui des autres iodures, par analogie avec leurs composés correspondants du chlore et du brome.

L'analyse de ce composé indique qu'il a pour équivalent PhI^2 ou un des multiples de cette formule. Pour achever de fixer l'équivalent de ce corps, qui n'a pas d'analogue dans les combinaisons du chlore, il fallait avoir recours à la densité de sa vapeur.

La détermination de cette constante présente des difficultés spéciales, dues à la facile décomposition de ce composé. En effet, si l'on soumet ce corps à l'action de la chaleur, sous la pression atmosphérique ordinaire, dans un gaz inerte, on constate que, à la température où il commence à se vaporiser d'une manière sensible, il se décompose en grande partie, en donnant des vapeurs d'iode et du phosphore rouge, de sorte qu'il n'est pas possible d'obtenir de cette manière d'utiles indications sur son équivalent.

On constate d'ailleurs que la quantité de phosphore rouge déposée par un poids donné d'iodure dépend à la fois de la température à laquelle a été faite la vaporisation et du temps pendant lequel il a été soumis à l'action de la chaleur pour arriver à distiller complètement ·

J'ai obtenu de meilleurs résultats en déterminant cette densité de vapeur, sous basse pression, dans une atmosphère de gaz inerte à 200°; la décomposition n'est pas sensible, mais la vaporisation est d'une lenteur extrême. A 360°, la vaporisation est rapide, mais elle est accompagnée d'une décomposition très notable.

En opérant rapidement à 265° sous des pressions de 90^{mm} à 59^{mm}, on obtient des densités voisines de la densité 19,7 qui conduit à admettre, pour l'équivalent correspondant à 4^{vol}, la formule Ph^2I^4.

Triiodure de phosphore. — Ce composé ayant son analogie parmi les composés du chlore, dont l'équivalent est bien fixé, on pouvait prévoir que l'équivalent PhI^3 correspondrait à 4^{vol} : c'est ce que j'ai vérifié en opérant sous basse pression à 270°.

Les équivalents des iodures de phosphore correspondant à 4^{vol} sont donc PhI^3 et Ph^2I^4.

SILICIUM.

Le silicium, corps fixe à toutes les températures de nos fourneaux, peut se conduire comme une substance volatile lorsqu'on le chauffe en présence de certains gaz. C'est ce que nous avons pu constater, M. Hautefeuille et moi, dans l'expérience suivante.

Volatilisation apparente du silicium dans une atmosphère de fluorure de silicium.

On place du silicium dans un tube de porcelaine, muni d'un regard en verre à faces parallèles du côté de la sortie des gaz qui circulent dans l'appareil. Cette disposition permet d'apprécier le moment où le silicium entre en fusion et de suivre tous les détails des phénomènes de transport qui s'y passent. Quand le silicium est fondu dans le tube (traversé par un courant de gaz hydrogène), on fait arriver une bulle de fluorure de silicium, qui, entraîné par le gaz hydrogène, arrive bientôt, dans la partie la plus chaude du tube, au contact du silicium et le dépasse ensuite. Dès que le fluorure a traversé la partie où se trouvait le silicium en fusion, il produit une fumée épaisse qui occupe les parties déclives du tube, et s'y dépose en une fine poussière rougeâtre. Le courant d'hydrogène dissipe bientôt ce nuage qui a voilé l'éclat éblouissant du silicium en fusion. Une plus grande quantité de fluorure silicique donne naissance à un nuage si intense, que l'intérieur du tube cesse immédiatement d'émettre la moindre lumière, et que le gaz entraîne une forte proportion d'une substance semblable à du noir de fumée. L'hydrogène dissipe également ce nuage, qu'on reproduit aussi souvent qu'on introduit le fluorure.

Un courant lent de fluorure de silicium donne un léger nuage, insuffisant pour masquer complètement l'éclat du tube porté au rouge blanc, mais on voit se former rapidement un anneau adhérent dans la partie du tube, où il n'est plus à une température assez élevée pour paraître lumineux. Cet anneau se resserre rapidement, et, si l'opération est prolongée pendant une heure, on n'aperçoit plus la partie chaude du tube que par une ouverture circulaire de quelques millimètres de diamètre.

La fumée brune qui se produit abondamment dans un courant rapide de fluorure est du silicium amorphe. L'anneau, formé dans un courant lent de ce gaz, est constitué par un lacis de cristaux de silicium, parmi lesquels il en est qui sont mesurables et doués d'un grand éclat.

Cette expérience établit que le silicium se comporte dans le fluorure de silicium comme s'il était volatil, donnant une matière amorphe ou des cristaux suivant les circonstances qui président à son passage de l'état gazeux à l'état solide. On peut donc obtenir du silicium cristallisé sans l'emploi des dissolvants métalliques. On peut même isoler le silicium d'un de ses composés sans avoir recours aux méthodes ordinaires : il suffit pour cela de répéter l'expérience que nous venons de décrire, en y remplaçant le silicium par le charbon.

On peut réaliser cette dernière expérience sous une forme qui met en évidence des détails intéressants. L'arc voltaïque produit par une pile de $50^{él}$, entre des cônes de charbon placés dans une atmosphère de fluorure de silicium, réalise les conditions que nous venons d'indiquer pour la mise en liberté du silicium. On voit l'arc voltaïque devenir la base d'une flamme fuligineuse, dont l'enveloppe brillante extérieure est formée par du silicium très divisé et incandescent. Ce corps, refroidi au point de n'être plus lumineux, constitue le noir de fumée de la flamme silicée; entraîné par les gaz chauds, il vient se fixer sur les parois du vase dans lequel se fait l'expérience. La flamme contenant le silicium incandescent a un vif éclat, même dans le voisinage de l'arc voltaïque; et la lumière qu'elle émet est d'un violet dont l'intensité est remarquable lorsque la distance des cônes de charbon est aussi grande que possible Si, au lieu d'une pile puissante, on emploie une bobine d'induction, l'étincelle jaillissant entre deux baguettes de charbon, dans une atmosphère de fluorure de silicium, ne donne pas sensiblement de flamme, mais il ne s'en produit pas moins un dépôt de silicium appréciable au bout de quelque temps. Le même dépôt se produit encore quand on remplace les deux cônes de charbon par deux pointes de silicium fondu. Cette dernière disposition de l'expérience permet de constater la formation d'une matière blanche volatile. C'est un *sous-fluorure* jouissant des mêmes propriétés caractéristiques que le *sous-chlorure* dont nous allons parler.

Volatilisation apparente du silicium dans une atmosphère de chlorure de silicium.

Le chlorure de silicium peut aussi être employé pour transporter le silicium d'un point à un autre d'un tube de porcelaine chauffé à une température élevée. L'expérience, disposée comme pour le fluorure, permet de constater les mêmes phénomènes; on peut avoir à volonté le silicium à l'état amorphe ou à l'état cristallisé. Le transport est même beaucoup plus rapide qu'avec le fluorure. En moins d'une heure, 5^{gr} de silicium, placés au milieu du tube chauffé à une température voisine de celle du ramollissement de la porcelaine, ont été transportés au dehors de la partie chauffée. Il n'est pas nécessaire pour cela d'avoir un courant rapide de vapeur de chlorure de silicium, la cristallisation marche très vite dès que le tube contient du chlorure. Une petite quantité de chlorure suffit pour donner naissance à cette volatilisation apparente. Si le courant est très lent, ou si même le chlorure ne se renouvelle pas, les déplacements de ce chlorure, par suite de faibles variations dans la température des différentes parties du tube, suffisent pour qu'avec le temps le silicium abandonne en totalité la partie chauffée. On en conclut qu'une quantité limitée de chlorure de silicium peut transporter une quantité illimitée de silicium.

Le silicium, ainsi transporté, obstrue le tube des deux côtés sur une longueur d'environ $0^m,02$. Les dépôts constitués par ces cristaux enchevêtrés sont alors à peu près imperméables aux gaz; la cassure en est compacte et finement cristalline. Ils sont assez nettement terminés, tant du côté de la partie chaude que de celle qui ne l'est pas, pour qu'on puisse en conclure que les limites de température entre lesquelles le silicium se dépose en cristaux sont comprises entre 500° et 800°.

Il restait à préciser le mécanisme du transport du silicium. Nous avons pu établir que, si dans les parties du tube très fortement chauffées les gaz contiennent un excès de silicium qu'un abaissement graduel de la température restitue en totalité sous sa forme primitive, cela tient à ce que le silicium y est engagé dans une combinaison avec le fluorure ou avec le chlorure ordinaire. Les composés ainsi produits présentent la propriété singulière que nous avons étudiée ailleurs, de prendre naissance à une température supérieure à celle de leur décomposition.

SUR LES SOUS-CHLORURES DE SILICIUM.

Lorsqu'on fait passer sur du silicium en fusion, dans un tube de porcelaine, un courant de chlorure de silicium et que le refroidissement des vapeurs sortant du tube se fait brusquement, on recueille un mélange de bichlorure, de sesquichlorure et de protochlorure de silicium.

Sesquichlorure de silicium.

Le sesquichlorure s'obtient mêlé de protochlorure et de bichlorure quand on refroidit rapidement les vapeurs qui résultent de l'action du bichlorure de silicium sur le silicium à haute température. Il se solidifie à — 14°; sa densité à zéro est 1,58; il bout à 146°; la densité de sa vapeur est 0,7; chauffé fortement au contact de l'air, il s'enflamme spontanément. Il paraît identique à celui que M. Friedel a obtenu par des réactions indirectes. Chauffé en vase clos, il commence à se décomposer vers 350°. Sa tension de dissociation croît très rapidement jusque vers 800°. Les phénomènes que l'on observe aux températures élevées se rattachent à l'existence d'un *maximum* de tension de dissociation.

Protochlorure de silicium.

Ce corps se forme en même temps que le sesquichlorure, surtout lorsque la température est très élevée.

Sa vapeur s'enflamme au contact de l'air à une température inférieure au rouge sombre.

Il décompose l'eau ammoniacale en dégageant une proportion d'hydrogène plus grande que le sesquichlorure.

Sous-fluorure de silicium.

Le sous-fluorure de silicium est difficile à isoler. Nous l'avons obtenu en faisant passer l'étincelle d'induction entre deux pointes de silicium dans une atmosphère de fluorure de silicium.

C'est un corps blanc, pulvérulent, décomposant l'eau en présence de l'ammoniaque avec dégagement de gaz hydrogène. Il se décompose au rouge sombre en donnant du silicium et du bifluorure $Si^2 Fl^4$.

PRODUCTION ET PRÉPARATION LES OXYCHLORURES DE SILICIUM.

Dans nos premières expériences sur la volatilisation apparente du silicium au contact de son chlorure, nous avons constamment reconnu la formation de l'oxychlorure, $Si^4 O^2 Cl^6$, obtenu, dans des conditions différentes, par MM. Friedel et Ladenburg, en même temps que nous constations celles d'autres oxychlorures moins volatils et d'un équivalent plus élevé.

Notre attention une fois attirée sur ce point, nous avons entrepris deux

6

séries d'expériences différentes. Dans l'une nous avons évité avec le plus grand soin la présence de l'air, et nous avons pu obtenir des mélanges de chlorures presque complètement exempts d'oxychlorures, et par suite plus faciles à isoler. Dans l'autre, nous avons au contraire recherché l'action de l'oxygène, en le faisant agir à l'état de pureté sur les chlorures et sur l'oxychlorure connu. Nous sommes ainsi arrivés à constater que le déplacement du chlore par l'oxygène se fait, dans beaucoup de cas, avec une extrême facilité. Nous avons d'abord étudié l'action de l'étincelle d'induction sur un mélange de chlorure ou d'oxychlorure et d'oxygène.

Cette méthode nous ayant révélé l'existence de plusieurs corps nouveaux, nous avons dû chercher à les préparer par des procédés plus avantageux. C'est ainsi que nous sommes arrivés à constater que l'oxygène peut déplacer le chlore sous l'influence de la chaleur seule, dans un certain nombre de cas qui avaient échappé jusqu'ici à l'observation. Nous avons fait passer un mélange d'oxygène et de vapeur de l'oxychlorure, $Si^4 O^2 Cl^6$, dans un tube de verre rempli de fragments de porcelaine et chauffé sur une grille à gaz, en disposant d'ailleurs l'appareil de telle sorte que le mélange gazeux puisse passer dans le tube plusieurs fois, et sans perte sensible, alternativement dans un sens et dans l'autre. A la fin de l'opération, nous avions un liquide qui, outre l'excès d'oxychlorure employé, contenait toute la série d'oxychlorures de silicium suivante :

Formule la plus simple.	Formule correspondant à 4^{vol}.	Température d'ébullition.
$Si^4 O^2 Cl^4$	$Si^4 O^2 Cl^6$	136 à $139°$
$Si^4 O^3 Cl^5$	$Si^4 O^3 Cl^5$	152 à 154
$Si^4 O^4 Cl^4$	$Si^8 O^8 Cl^8$	198 à 202
$Si^4 O^5 Cl^3$	$Si^{16} O^{20} Cl^{12}$	vers 300
$Si^4 O^6 Cl^2$	»	au-dessus de 400
$Si^4 O^7 Cl$	»	solide à 440

Action de la chaleur sur les oxychlorures de silicium.

La production simultanée de plusieurs oxychlorures de silicium dans les expériences citées plus haut a reçu son explication des expériences nouvelles que nous avons faites en étudiant l'action de la chaleur sur les oxychlorures. Nous avons reconnu que l'un quelconque de ces composés, soumis à l'action de la chaleur, se dédouble en bichlorure de silicium et en oxychlorures plus oxygénés. Ce dédoublement est mis en évidence par les températures auxquelles distillent les produits avant et après l'action de la

chaleur. Ainsi un oxychlorure bouillant à 136° donne, après avoir passé
dans un tube de verre chauffé au rouge sombre, un liquide qui commence à
bouillir à 59° (température d'ébullition du bichlorure) et dont les dernières
portions ne distillent qu'au-dessus de 150°, température d'ébullition des
oxychlorures plus oxygénés.

L'action de la chaleur sur un des oxychlorures permet donc d'obtenir les
oxychlorures plus complexes, avec condensation progressive, par des réactions comparables à celles qui donnent les carbures hydrogénés les plus
lourds en partant de l'acétylène.

Nouveau mode de préparation des oxychlorures de silicium.

Nous avons décrit précédemment une méthode applicable à la préparation d'un grand nombre d'oxychlorures, et qui mettait hors de doute la propriété qu'acquiert à haute température l'oxygène de se substituer au chlore
du chlorure de silicium pour former des produits d'autant plus condensés
qu'ils contiennent une plus forte proportion d'oxygène; mais une fraction
assez petite du chlorure de silicium passait à l'état d'oxychlorure. La température à laquelle on doit chauffer pour déplacer par l'oxygène une notable
proportion de chlore de ce chlorure est celle du rouge vif et, à cette température, il est difficile d'éviter la formation de la silice, dernier terme de la
réaction.

L'étude des conditions à remplir pour améliorer le rendement de cette
préparation nous a conduits à imaginer un mode de production tout différent, qui consiste à faire agir, sur du silicium cristallisé, un courant de
chlore mêlé de $\frac{1}{4}$ à $\frac{1}{2}$ de son volume d'oxygène. L'incandescence du silicium
légèrement chauffé est alors moins vive que dans le chlore; on peut la ré-
gler en modifiant la vitesse ou la composition des gaz, et l'on recueille du
bichlorure qui contient $\frac{1}{3}$ à $\frac{1}{4}$ d'oxychlorures, relativement peu riches en
produits très condensés. Ce procédé permet de préparer les oxychlorures de
silicium aussi facilement que le chlorure de silicium lui-même.

Sur quelques réactions des chlorures de bore et de silicium.

Les réactions signalées dans ce travail permettent d'expliquer les résultats complexes que l'on obtient chaque fois que l'on emploie les chlorures
de bore et de silicium en vapeur dans des tubes de porcelaine.

Les vapeurs de chlorure de bore, en passant dans un tube de porcelaine non vernie, agissent sur le silicate d'alumine, et donnent naissance à du chlorure d'aluminium et à du chlorure de silicium, en même temps qu'à du borate d'alumine. Dans un tube de porcelaine vernie, il se formerait en outre du chlorure double d'aluminium et de potassium. Nous avons également constaté que le chlorure de bore décompose l'alumine pure, la silice pure, la zircone et l'acide titanique, en donnant des chlorures correspondants et de l'acide borique.

Le chlorure de silicium pur n'a d'action ni sur la pâte de porcelaine ni sur la couverte feldspathique, même à la température du ramollissement de la porcelaine; il n'attaque donc pas le silicate d'alumine. Il n'attaque pas davantage l'acide titanique; mais il attaque l'alumine et la zircone, c'est-à-dire les oxydes qui jouissent de la propriété de se combiner avec la silice formée dans cette réaction, en même temps que les chlorures correspondants prennent naissance.

Sur la chaleur de combinaison du bore et du silicium avec le chlore et avec l'oxygène.

Le bore et le silicium n'avaient été l'objet d'aucune détermination calorimétrique, quoique les chimistes aient souvent signalé l'intérêt qui s'attache aux chaleurs de combustion de ces corps, et en particulier à celle du silicium, qui fonctionne utilement comme combustible dans plusieurs opérations métallurgiques. Nous avons essayé, M. Hautefeuille et moi, de combler cette lacune.

Les propriétés des produits de l'oxydation du bore et du silicium rendent impossible toute détermination directe de la chaleur de combustion de ces deux corps. Il faut nécessairement, pour obtenir ces constantes, prendre une voie détournée et passer par des combinaisons intermédiaires, ce qui complique le problème à résoudre.

Ainsi, pour le silicium, inattaquable à froid par tous les corps simples et par les acides isolés, nous avons dû avoir recours à l'acide nitrofluorhydrique, seul réactif ayant la propriété d'attaquer, à la température ordinaire, les diverses variétés du silicium. Cette réaction précieuse ne nous a permis elle-même que de déterminer la différence des chaleurs de combustion du silicium sous ces divers états.

Pour avoir la chaleur de combustion de l'une de ces variétés, le silicium amorphe, nous avons dû disposer l'expérience de manière à rendre possible l'attaque du silicium amorphe par le chlore dans le moufle du calorimètre. C'est ce que nous avons réalisé en mêlant à ce silicium une petite quantité de bore amorphe. Le chlore, en arrivant sur ce mélange, dégageait, par sa combinaison avec le bore, assez de chaleur pour porter au rouge quelques points du silicium, et l'attaque une fois commencée pouvait se continuer et se compléter. Les chlorures de bore et de silicium formés étaient, dans le calorimètre même, mis en contact avec de l'eau, au fur et à mesure de leur production.

Pour déduire de cette expérience les résultats dus à l'attaque du silicium par le chlore, et à la réaction du chlorure de silicium sur l'eau, il nous a fallu, dans une première série d'expériences, déterminer la chaleur dégagée dans la combinaison du bore avec le chlore et avec l'oxygène.

Les résultats contenus dans ce premier Mémoire nous ont permis d'aborder la détermination de la chaleur de combinaison du silicium amorphe avec le chlore et avec l'oxygène, ainsi que celle de la chaleur de transformation isomérique du silicium amorphe en silicium cristallisé et en silicium fondu.

Des nombres obtenus il résulte qu'à poids égal le pouvoir calorifique diminue du bore au carbone et du carbone au silicium, dans le cas où l'oxydation du carbone est maximum. Si, au lieu de comparer des poids égaux, nous comparons les poids équivalents, nous constatons que $1^{éq}$ de silicium dégage plus de deux fois autant de chaleur que $1^{éq}$ de carbone en s'unissant à la même quantité d'oxygène. Lorsque le carbone passe seulement à l'état d'oxyde de carbone, comme cela a lieu dans beaucoup de foyers métallurgiques, il dégage environ trois fois moins de chaleur que le même poids de silicium passant à l'état de silice.

SUR LES SPECTRES DU CARBONE, DU BORE, DU SILICIUM, DU TITANE ET DU ZIRCONIUM.

Nous avons examiné au spectroscope, M. Hautefeuille et moi, l'étincelle d'induction produite dans des atmosphères contenant des vapeurs de chlorure de carbone, de bore, de silicium, de titane et de zirconium.

L'étude comparée des spectres de ces composés nous a permis d'établir que les analogies constatées entre leurs propriétés physiques et chimiques se poursuivent jusque dans les intensités relatives des rayons émis et dans leurs différentes réfrangibilités.

Nous avons, en effet, constaté que :

1° En allant du carbone au bore, puis au silicium, au titane et enfin au zirconium, c'est-à-dire des métalloïdes proprement dits aux métaux, on rencontre des rayons de plus en plus réfrangibles; les spectres qui commencent à peu près au même point du côté du rouge s'étendent de plus en plus du côté du violet.

2° Ces spectres présentent trois maxima d'intensité lumineuse fournis par des groupes de raies brillantes très voisines les unes des autres.

3° En passant du carbone au zirconium, les trois maxima s'avancent de plus en plus vers le violet.

AMMONIAQUE.

Sur de nouvelles combinaisons de l'acide chlorhydrique avec l'ammoniaque.

Les recherches que j'avais entreprises sur les densités des vapeurs des composés ammoniacaux m'ont conduit à découvrir un certain nombre de composés remarquables que l'ammoniaque sèche forme en se combinant avec l'acide chlorhydrique, avec l'acide sulfhydrique et avec d'autres acides minéraux et organiques.

L'acide chlorhydrique et l'ammoniaque n'avaient encore été obtenus jusqu'alors, combinés que dans les proportions qui constituent le sel ammoniac analogue au sel marin et surtout au chlorure de potassium.

En saturant de l'acide chlorhydrique pur et sec par du gaz ammoniac pur et sec, puis soumettant le sel ammoniac ainsi obtenu à l'action d'un excès de gaz ammoniac à des températures inférieures à o°, j'ai obtenu deux produits nettement définis et caractérisés par leur point de fusion, leur structure cristalline et leur tension de dissociation.

Le premier contient, pour $1^{éq}$ d'acide chlorhydrique, $4^{éq}$ d'ammoniaque; sa formule est donc $HCl, 4AzH^3$: je l'ai appelé *chlorhydrate tétra-ammoniacal*. Il fond à $+ 7°$. Ses cristaux dépolarisent énergiquement la lumière, et par conséquent n'appartiennent pas au système cristallin du sel ammoniac.

Si l'on mesure la tension du gaz ammoniac qu'il exhale à une température donnée, on constate que cette tension reste constante quand on fait varier le volume occupé par le gaz existant à la surface de la matière dissociée; on peut enlever de l'ammoniaque existant au-dessus du chlorhydrate tétra-ammoniacal sans que la tension correspondant à sa température cesse de se rétablir tant qu'il reste du sel non décomposé.

La seconde combinaison contient $7^{éq}$ d'ammoniaque pour $1^{éq}$ d'acide chlorhydrique; sa formule est donc $HCl + 7AzH^3$; je l'ai appelé *chlorhydrate hepta-ammoniacal*. Il fond à $- 18°$. Le liquide présente tous les caractères de la surfusion : quand on le refroidit rapidement, il devient visqueux et, vers — 40°, se prend en masse cristalline translucide : il agit sur la lumière polarisée. Il se dissocie et se transforme en chlorhydrate tétra-ammoniacal au fur et à mesure qu'il perd de l'ammoniaque.

En opérant à de plus basses températures maintenues constantes, on constaterait probablement que ce co nposé n'est pas le dernier terme de ces combinaisons singulières, qui déterminent la série suivante :

$$\text{H Cl, AzH}^3$$
$$\text{H Cl, AzH}^3 + 3\,\text{AzH}^3,$$
$$\text{H Cl, AzH}^3 + 2\,(3\,\text{AzH}^3).$$

Sur de nouvelles combinaisons de l'acide bromhydrique et de l'acide iodhydrique avec l'ammoniaque.

En appliquant aux acides bromhydrique et iodhydrique les procédés de préparation et les méthodes employées pour établir l'existence, comme espèces chimiques, des composés de l'acide chlorhydrique avec l'ammoniaque, j'ai obtenu de nouveaux produits nettement définis et caractérisés, comme les premiers, par leur point de fusion, leur structure cristalline et leur tension de dissociation.

Bromhydrates ammoniacaux. — Le premier composé nouveau contient $1^{éq}$ d'acide bromhydrique pour $2^{éq}$ d'ammoniaque; sa formule est donc H Br, 2 AzH³ : je l'ai appelé *bromhydrate biammoniacal.* Je ne lui ai pas trouvé d'analogue dans les combinaisons de l'acide chlorhydrique avec l'ammoniaque. Le second composé contient $4^{éq}$ d'ammoniaque pour $1^{éq}$ d'acide bromhydrique; sa formule est H Br, 4 Az H³: c'est un *bromhydrate tétra-ammoniacal.* Il fond à + 6°. A l'état liquide il présente tous les caractères de la surfusion : quand on le refroidit rapidement, il ne se prend en masse cristalline translucide que vers — 20°; ses cristaux, qui présentent l'aspect de tables rhomboïdales, dépolarisent énergiquement la lumière. En se dissociant, il se transforme en bromhydrate biammoniacal.

Le troisième composé contient $7^{éq}$ d'ammoniaque pour $1^{éq}$ d'acide bromhydrique; il a pour formule H Br, 7 AzH³. Il fond vers — 20°. Le liquide peut rester en surfusion jusque vers — 45°.

Iodhydrates ammoniacaux. — Le premier composé nouveau contient $2^{éq}$ d'ammoniaque pour $1^{éq}$ d'acide iodhydrique; sa formule est HI, 2 AzH³: c'est un *iodhydrate biammoniacal* correspondant au bromhydrate biammoniacal.

Le second composé est un *iodhydrate tétra-ammoniacal* HI, 4 Az H³. Il fond vers 12°.

Le troisième composé est un *iodhydrate hepta-ammoniacal* HI, 7 AzH³, fondant à — 28°.

Les composés hepta-ammoniacaux des hydracides ne sont probablement pas les derniers termes de la série, que la difficulté de maintenir longtemps constantes de très basses températures limite jusqu'ici aux termes suivants :

ClH, AzH²,	BrH, AzH²,	IH, AzH²,
...........,	BrH, AzH³ + AzH²,	IH, AzH³ + AzH²,
ClH, AzH³ + 3 AzH³,	BrH, AzH² + 3 AzH²,	IH, AzH² + 3 AzH²,
ClH, AzH² + 2 (3 AzH²),	BrH, AzH² + 2 (3 AzH²),	IH, AzH² + 2 (3 AzH²).

Sur les sulfhydrates basiques d'ammoniaque.

En faisant agir le gaz ammoniac sec en excès sur le gaz acide sulfhydrique sec, j'ai pu obtenir trois sulfhydrates basiques. Le premier se présente à 0° en cristaux qui paraissent être orthorhombiques et agissent énergiquement sur la lumière polarisée, tandis que les cristaux connus du bisulfhydrate n'ont sur la lumière polarisée qu'une action insensible. Le second sulfhydrate basique est solide à — 8°, mais susceptible de rester en surfusion jusqu'aux environs de — 25°. Le troisième n'a pu être solidifié à — 55°.

Sur de nouvelles combinaisons de l'acide azotique et de l'acide acétique avec l'ammoniaque.

Le gaz ammoniac, que nous venons de voir former plusieurs combinaisons avec un même hydracide, se combine aussi en plusieurs proportions avec les oxacides. Parmi ces derniers, il en est un, l'acide azotique, sur lequel l'attention avait déjà été attirée en raison de la propriété qu'a le nitrate ordinaire d'ammoniaque de se liquéfier en absorbant le gaz ammoniac; mais, faute d'employer une méthode appropriée, on n'avait pu établir l'existence d'une combinaison définie nouvelle de l'ammoniaque avec l'acide azotique.

La mesure des tensions du gaz ammoniac émis par le corps m'a permis de découvrir deux nouveaux composés définis, de l'acide azotique avec l'ammoniaque. La première combinaison contient 5^{éq} de gaz ammoniac pour 2^{éq} d'acide azotique. Cet azotate ammoniacal $AzO^5 HO AzH^3 + \frac{3}{2} AzH^3$ cristallise, en lamelles rhomboïdales fusibles à — 22°, en un liquide qui, refroidi rapidement, reste en surfusion jusqu'à — 30°.

Un second composé a pour formule $AzO^5HO, AzH^3 + 3AzH^3$.

Combinaisons de l'acide acétique avec l'ammoniaque. — J'ai obtenu deux nouvelles combinaisons de l'acide acétique avec l'ammoniaque. La première a pour formule $C^4H^4O^4AzH^3 + 3AzH^3$. Elle cristallise en minces lamelles rhomboïdales, qui fondent à — 18° en donnant un liquide susceptible de rester en surfusion jusque vers — 40°.

La seconde a pour formule $C^4H^4O^4, AzH^3 + 6AzH^3$. Elle fond à — 32° et, une fois liquéfiée, elle reste en surfusion jusque vers — 50°.

La facilité avec laquelle on obtient actuellement dans l'industrie les méthylamines, à l'état de pureté, permettra probablement d'obtenir, avec ces ammoniaques composées, des produits analogues à ceux que donne l'ammoniaque en se combinant soit aux hydracides, soit aux oxacides minéraux ou organiques.

LITHIUM.

Recherches sur le lithium et ses composés.

L'étude des métaux rares a d'autant plus d'importance, que les recherches effectuées sur les métaux communs ont démontré que leurs propriétés connues jusqu'ici sont insuffisantes pour établir une classification naturelle. Les métaux rares se présentent constamment comme des substances intermédiaires, placées entre les types principaux adoptés par Thenard dans sa classification pratique.

Parmi ces substances, le lithium offrait un intérêt particulier. Les travaux entrepris jusqu'alors n'avaient été faits que sur de petites quantités de matière, à raison de la difficulté de son extraction. En substituant la voie sèche à la voie humide, toujours longue et pénible, j'ai pu préparer d'assez grandes quantités de lithine pour étudier d'une manière complète le métal et ses principaux sels. J'ai pu ainsi obtenir un certain nombre de résultats nouveaux qui éloignent, sous beaucoup de rapports, la lithine de la potasse et de la soude, pour la rapprocher de la *magnésie.* Ainsi les procédés d'extraction du potassium et du sodium ne réussissent pas quand on les applique au lithium; au contraire, la méthode de préparation du magnésium (action du sodium sur le chlorure de lithium) donne un alliage de sodium et de lithium d'où l'on peut séparer la majeure partie du sodium. L'emploi du potassium

7

(5o)

fournit un alliage analogue. Ces réactions montrent bien que le lithium s'éloigne des métaux alcalins et se rapproche du magnésium.

Le lithium ne forme avec l'oxygène qu'un seul oxyde, comme le magnésium ; il n'existe pas de protoxyde correspondant au peroxyde du potassium ou du sodium.

J'ai constaté que l'analogie de propriétés des sels de lithine et des sels de magnésie est très nette : le carbonate de lithine insoluble dans l'eau pure, comme le carbonate de magnésie, est, comme ce dernier, soluble dans l'eau chargée d'acide carbonique ; il ne forme pas de bicarbonate cristallisé analogue au bicarbonate de potasse ou de soude ; le chlorure et l'azotate de lithine sont déliquescents comme les composés correspondants du magnésium ; le phosphate de lithine est insoluble, comme le phosphate de magnésie ; enfin il n'existe pas d'alun de lithine.

Équivalent du lithium.

La découverte du cœsium et du rubidium dans les minerais de lithine, et le contrôle précieux de la méthode spectrale, m'ont permis de rechercher avec chance de succès la cause des divergences observées dans la détermination de l'équivalent du lithium. En soumettant au spectroscope les divers sels de lithine, j'ai pu reconnaître que tous ceux que l'on prépare en partant du chlorure ou du sulfate, extraits directement, contiennent une petite quantité de cœsium et de rubidium, tandis que le carbonate de lithine purifié par sa dissolution dans l'eau chargée d'acide carbonique, et les sels qu'il sert à préparer, ne présentent pas trace de métaux étrangers.

Le chlorure de lithium, obtenu avec le carbonate de lithine, m'a alors donné pour équivalent du métal 7,022, nombre qui s'accorde avec celui, 7,00, que M. Dumas avait obtenu avec le chlorure, que je lui avais remis, et qui avait été préparé en partant également du carbonate de lithine.

Depuis la publication de ce travail, M. Stas, dans son beau Mémoire sur les lois des proportions chimiques et sur les poids atomiques, a fait remarquer qu'il trouvait, comme moyenne de six expériences concordantes, le chiffre 7,022, identique avec celui que j'avais donné.

SUR LE BROMURE ET L'IODURE D'ALUMINIUM.

Le bromure et l'iodure d'aluminium n'étaient pas connus.

En faisant passer du brome en vapeur sur de l'aluminium chauffé au

rouge sombre dans un tube de verre, nous avons, H. Sainte-Claire Deville
et moi, obtenu, avec dégagement de chaleur et de lumière, le bromure
d'aluminium, corps solide, cristallin. qui fond à 93° et bout à 260°.

En remplaçant, dans l'expérience précédente, le brome par la vapeur
d'iode, nous avons obtenu l'iodure d'aluminium, solide, fusible à 125° et
bouillant à 350". La vapeur mêlée avec l'air forme un mélange qui détone
spontanément, avec une grande violence, à quelques degrés au-dessus de son
point d'ébullition, ou au contact d'une flamme à une température moins
élevée. Cette vapeur, légèrement surchauffée, s'enflamme spontanément en
arrivant au contact de l'air et brûle avec une flamme blanche en donnant
de l'iode et de l'alumine. L'inflammation de la vapeur d'iode au contact de
l'air a été expliquée depuis par les expériences calorimétriques de M. Berthelot, qui a constaté que le déplacement de l'iode par l'oxygène s'accompagne d'un grand dégagement de chaleur.

Cette vapeur présente vers 440° une tension sensible de dissociation.
Aussi le nombre très considérable 27,0, que nous avons obtenu pour sa
densité de vapeur, est-il encore un peu inférieur à la densité théorique.

PRÉPARATION ET PROPRIÉTÉS DU ZIRCONIUM CRISTALLISÉ.

On ne connaissait le zirconium que sous la forme d'une poudre noire :
j'ai employé successivement, pour préparer ce corps, le sodium, le magnésium et l'aluminium..

L'emploi du sodium et du magnésium ne donne que du zirconium
amorphe.

En faisant réagir, à la température de fusion du fer, dans un creuset en
charbon des cornues, de l'aluminium sur du fluorure double de zirconium
et de potassium en proportions déterminées par de nombreuses expériences,
j'ai pu obtenir le zirconium à l'état de cristaux implantés dans un culot
d'aluminium, qui contient, en outre, un alliage à équivalents égaux d'aluminium et de zirconium.

L'élévation considérable de la température est indispensable à la production du métal, sans quoi on obtient exclusivement des alliages de zirconium
et d'aluminium ; les analogies de ces deux corps font qu'ils semblent pouvoir se dissoudre en toutes proportions.

Le zirconium cristallisé, tel que je l'ai obtenu, est en larges lamelles brillantes, ressemblant à l'antimoine par leur éclat, leur couleur et leur fragi-
lité. Leur densité est égale à 4,15. Le zirconium cristallisé résiste à l'action

de l'oxygène au rouge vif; il se recouvre, au rouge blanc, d'une couche irisée; il ne brûle qu'au chalumeau à gaz oxygène. Il décompose l'hydrate de potasse en fusion; il n'agit pas sur le nitre fondu. Il réduit la silice; les acides ne l'attaquent pas à froid, sauf l'acide fluorhydrique qui agit sur lui, en dissolution même étendue.

L'étude complète des propriétés du zirconium m'a permis d'établir que le zirconium forme le passage entre le silicium métalloïde et l'aluminium métallique.

Établissement de la formule de la zircone.

Les densités de vapeur que nous avons déterminées, H. Sainte-Claire Deville et moi, aux températures fixes de 350° et de 440°, nous ont fourni de remarquables exemples de l'importance des densités de vapeur pour l'établissement des analogies et par suite des formules chimiques.

Ainsi la densité de vapeur du chlorure de zirconium, déterminée dans la vapeur de soufre, nous a donné le nombre 8,15 qui est les $\frac{2}{3}$ de celui qu'exigeait la formule Zr^2Cl^3 que l'on admettait jusqu'alors; la densité que nous trouvions nous conduisait donc à conclure à l'inexactitude de la formule Zr^2Cl^3, et, par suite, de l'équivalent 34 admis pour le zirconium. Nous avons proposé la formule $ZrCl^2$ pour le chlorure de zirconium, avec l'équivalent 45 pour le métal : nous établissions ainsi une analogie entre les chlorures de zirconium, de silicium, de titane et d'étain. Nous modifions, par cela même, la formule de la zircone, qui, au lieu de Zr^2O^3, devenait ZrO^2, analogue à celle de l'acide stannique et de l'acide titanique.

Depuis cette époque, M. Gustave Rose s'est rangé à notre opinion, en faisant remarquer que la formule ZrO^2 explique l'isomorphisme de l'acide titanique et de la zircone.

M. de Marignac, par l'étude approfondie de la constitution et des formes cristallines des fluozirconates, des fluosilicates, des fluotitanates et des fluostannates, est venu confirmer la justesse de nos conclusions.

REVISION DES FORMULES DES CHLORURE ET OXYCHLORURE DE NIOBIUM ET DU CHLORURE DE TANTALE.

La détermination de la densité de vapeur des chlorures de niobium et de tantale devait également signaler l'inexactitude des formules attribuées à ces composés et en amener la revision. Ces densités, prises dans la vapeur de mercure en ébullition, nous ont donné, pour le chlorure de niobium, le nombre 9,6, et, pour le chlorure de tantale, le nombre 10,9. Ces nombres ne s'accordaient pas avec les formules Nb^2Cl^3 et Ta^2Cl^3 admises alors pour ces composés. Nous les avons néanmoins publiés tels que nous les donnait l'expérience, persuadés que, même lorsqu'ils sont en désaccord avec les théories admises, des résultats numériques obtenus avec des matières bien pures et par des procédés irréprochables constituent des documents d'une grande utilité. C'est ce que les recherches ultérieures sont venues confirmer.

En effet, H. Rose considérait les deux composés chlorés du niobium comme des composés chlorés de deux modifications d'un même métal, également irréductibles l'une dans l'autre. M. de Marignac est venu montrer que l'hypochlorure de niobium devait contenir de l'oxygène, et a proposé de substituer aux formules $NbCl^2$ et $NbCl^3$ de H. Rose les formules Nb^2Cl^5 et $Nb^2O^2Cl^3$.

Cette formule, Nb^2Cl^5, pour le chlorure, est précisément celle qui correspond à la densité de vapeur que nous avions publiée précédemment.

Quant à l'oxychlorure $Nb^2O^2Cl^3$, après en avoir examiné les propriétés et fait l'analyse, nous en avons pris la densité de vapeur dans le soufre, puis dans le cadmium en ébullition, et tous nos résultats ont confirmé ceux de M. de Marignac. Nous indiquerons a lleurs comment nous avons constaté directement la présence de l'oxygène dans cet oxychlorure.

Pour le chlorure de tantale, les recherches de M. de Marignac lui ont fait adopter la formule Ta^2Cl^5 qui est celle qui correspond à la densité de vapeur 10,9, que nous avions précédemment publiée.

Sur la constitution des composés chlorés et oxygénés du niobium et du tantale.

Nous venons de voir que M. de Marignac assigne aux deux chlorures $NbCl^2$ et $NbCl^3$ de H. Rose les formules Nb^2Cl^5 et $Nb^2O^2Cl^3$. Il était cependant utile de démontrer, d'une manière irréfutable, la présence de l'oxygène dans ce dernier composé. Nous y sommes arrivé par deux voies différentes.

Nous avons d'abord constaté directement la présence de l'oxygène dans ce composé, en le réduisant dans des conditions convenables par le magnésium.

Nous avons ensuite cru utile d'arriver au même résultat par voie synthétique; c'est ce que nous avons réalisé en faisant passer un grand nombre de fois du chlorure de niobium sur de l'acide niobique; la transformation a été complète. Le produit obtenu a présenté tous les caractères de l'oxy-chlorure avec la plus grande netteté..

Nous avons donc pu conclure, de l'analyse et de la synthèse de ce composé, que l'hypochlorure de niobium de H. Rose devait être considéré comme un oxychlorure et que toutes les propriétés extraordinaires attribuées au niobium rentraient dans les lois communes.

Une synthèse analogue tentée avec du chlorure de tantale, passant sur de l'acide tantalique, ne devait rien donner, si les vues de M. de Marignac étaient exactes : c'est ce que l'expérience a pleinement justifié.

L'étude complète des propriétés du chlorure de tantale nous a donné des résultats confirmant complètement ceux de M. de Marignac, et justifiant la formule Ta^2Cl^5 admise par le savant professeur de Genève, et conforme à la densité de vapeur que nous avions fait connaître.

Action de l'oxygène sur les chlorures de zirconium et de titane.

En faisant passer dans un tube de porcelaine, chauffé au rouge, un mélange d'oxygène et de chlorure de zirconium, nous avons constaté, M. Haute-feuille et moi, que l'oxygène déplace, à une température élevée, une partie du chlore du chlorure de zirconium et donne un oxychlorure solide volatil, dont la composition correspond à la formule $Zr^4O^2Cl^6$.

En répétant la même expérience avec un mélange d'oxygène et de bichlorure de titane, nous avons obtenu un oxychlorure dont la formule est $Ti^4O^6Cl^2$.

THORIUM.

Les travaux publiés depuis un certain nombre d'années sur le thorium et ses composés tendent à faire admettre pour la thorine la formule ThO^2, au lieu de la formule ThO, et à rapprocher cette base de la zircone et de la silice. J'ai entrepris depuis plusieurs années des recherches en vue de reconnaître jusqu'à quel point cette analogie peut être vérifiée par l'expérience. J'ai employé constamment la voie sèche, jusqu'ici peu utilisée dans l'étude des composés du thorium ; la plupart des chimistes se sont presque uniquement servi de la voie humide. J'ai repris l'examen du chlorure de thorium anhydre et constaté que l'oxygène déplace une partie du chlore et donne un oxychlorure volatil ; j'ai obtenu le bromure anhydre, qui n'avait pas encore été préparé. L'oxygène, en agissant sur le bromure, perd une partie de son brome et donne un oxybromure volatil.

J'ai préparé également, par voie sèche, d'autres sels, tels que le métaphosphate de thorium, ainsi que le phosphate tribasique et un chlorophosphate. Le résultat complet de mon Travail sera publié prochainement.

FER.

Sur la perméabilité du fer pour l'hydrogène à haute température.

Dans nos études thermométriques, nous avions été amenés, H. Sainte-Claire Deville et moi, à soupçonner la perméabilité du fer pour l'hydrogène. Nous avons réussi à la démontrer par l'expérience suivante :

Aux extrémités d'un tube en acier fondu étiré à froid, on a soudé à l'argent deux autres tubes en cuivre de faible diamètre, et le tout a été introduit dans un tube de porcelaine, et placé dans un fourneau. Ce système communiquait, d'un côté, avec un appareil fournissant de l'hydrogène pur, et de l'autre, avec un tube de verre recourbé à angle droit, long de $0^m,8o$ et plongeant dans le mercure.

On a fait passer de l'hydrogène pendant huit ou dix heures dans le tube d'acier maintenu à une température élevée, de manière à épuiser l'action du gaz hydrogène sur les parois du fer et à chasser l'air atmosphérique et l'humidité que contient le tube ou qui peut s'y former. Alors on a interrompu le courant du gaz hydrogène, en fondant à la lampe le tube de verre qui l'amenait, et l'on a pu voir le mercure monter dans le tube de verre plongeant dans la cuve, jusqu'à ce qu'il eût atteint une hauteur de $0^m,74o$.

Le vide presque complet se fait donc dans l'intérieur du tube d'acier, et l'hydrogène traverse les parois malgré la pression atmosphérique. Aussi un tube de fer porté dans un foyer où les gaz sont réducteurs est-il un appareil des plus puissants pour absorber tout l'hydrogène qu'il contient. C'est ce qu'ont vérifié, depuis, les belles expériences de M. Cailletet sur la formation des soufflures dans le fer.

Expériences sur la perméabilité de la fonte pour les gaz de la combustion.

Nous nous sommes proposé de rechercher si la perméabilité de la fonte permet aux gaz de la combustion de traverser les parois des poêles de fonte et de se répandre dans l'atmosphère des salles chauffées.

Les résultats que nous avons obtenus en chauffant au coke, entre le rouge sombre et le rouge vif, un poêle de fonte, entouré d'une enveloppe de même matière, nous ont prouvé que l'hydrogène et l'oxyde de carbone, absorbés par la surface intérieure de la paroi de fonte, se diffusent rapidement à l'extérieur dans l'atmosphère ambiante.

Décomposition de l'eau par le fer très divisé à 100° et même à la température ordinaire.

La détermination du volume d'hydrogène que peut fixer le fer pyrophorique présente des difficultés spéciales. En cherchant à les surmonter, nous avons constaté, M. Hautefeuille et moi, des faits intéressants. L'emploi de l'eau bouillie, qui nous avait réussi pour obtenir l'hydrogène dissous dans le nickel pyrophorique, a donné avec le fer des résultats complètement différents. En effet, le fer pyrophorique mis avec de l'eau privée d'air dans un petit ballon, muni d'un tube à dégagement, nous a donné, lorsqu'on a chauffé, un dégagement continu d'hydrogène; 1^{gr} de fer pyrophorique dégageait ainsi 10^{cc} de gaz par heure, et le dégagement a continué jusqu'à ce que le fer ait été à peu près complètement oxydé. L'eau était donc décomposée vers 99° par le fer très divisé.

Ne pouvant déterminer, par immersion dans l'eau bouillante, le volume du gaz condensé dans le fer pyrophorique, nous avons essayé de le déterminer en maintenant le fer dans l'eau froide; mais ici encore nous avons eu à constater la décomposition, quoique plus lente, de l'eau.

1^{gr} de fer pyrophorique, privé par un long séjour dans le vide de tout gaz condensé ou dissous, maintenu dans l'eau privée d'air et à 15°, a dégagé régulièrement de l'hydrogène pendant deux mois.

Nos expériences établissent donc ce fait nouveau : *Le fer très divisé décompose l'eau, lentement à la température ordinaire, et rapidement aux environs de 100°.* Ce métal se rapproche ainsi du manganèse.

MANGANÈSE.

Sur un carbure de manganèse cristallisé.

Le manganèse, préparé en réduisant son oxyde rouge par le charbon, peut être obtenu plus ou moins carburé.

En maintenant, pendant deux heures, le manganèse en fusion dans un creuset de charbon, nous avons obtenu, M. Hautefeuille et moi, un carbure de manganèse qui, refroidi lentemen., présente une structure cristalline ; sa composition correspond à la formule Mn^3C.

Ce carbure, saturé de charbon, est difficilement attaqué par le bichlorure de mercure. Nos déterminations calorimétriques nous ont montré qu'il est formé, avec une perte de chaleur comparable à celle qui caractérise la production des combinaisons les plus stables.

Sur un borure de manganèse cristallisé.

Le grand dégagement de chaleur qui accompagne la combinaison du manganèse avec le bore nous a fait penser qu'il devait exister des combinaisons définies du bore avec le manganèse ; c'est ce que l'expérience a vérifié.

En chauffant de l'acide borique avec le carbure de manganèse Mn^3C, nous avons obtenu un borure de manganèse nouveau $MnBo$.

Ce borure de manganèse est cristallisé ; il dégage dans le calorimètre beaucoup moins de chaleur que n'en produiraient les éléments séparés ; il présente donc les propriétés thermiques de toute combinaison énergique.

ZINC.

Détermination de la température d'ébullition du zinc au moyen de thermomètres à air, de thermomètres à hydrogène et de thermomètres à acide carbonique.

Les nombres que nous avons obtenus, H. Sainte-Claire Deville et moi, dans ce travail, fait en 1863, pour la température d'ébullition du zinc sont peu différents de ceux publiés par M. Ed. Becquerel.

Le zinc que nous avons constamment employé est le zinc du commerce redistillé de manière à le séparer de la plus grande partie du cadmium et du plomb qu'il contient. C'est une matière abondante, dont on peut se servir couramment, tandis que le zinc pur est d'une préparation, en grand, extrêmement difficile.

Nos expériences ont été faites dans un grand creuset en plombagine contenant 14^{kg} de zinc. Le ballon en porcelaine, formant le réservoir de notre thermomètre à air, était en contact avec la vapeur de zinc ; nous avions constaté que l'emploi d'un moufle donnait une température sensiblement trop basse. Un écran en terre réfractaire protégeait le réservoir thermométrique

8

contre toute surchauffe par rayonnement des parois latérales. Ces parois latérales n'étaient, du reste, pas en contact avec la flamme du foyer, dans les parties du creuset où se trouvait le ballon de porcelaine.

La moyenne de 27 déterminations nous a donné le nombre 942° pour le point d'ébullition du zinc du commerce redistillé. M. Ed. Becquerel trouvait 932° pour le point d'ébullition du zinc pur.

Les nombres que nous avons obtenus dans ces déterminations, faites à l'aide du thermomètre à air, et en chauffant des masses considérables de zinc dans un grand creuset de plombagine, sont moins élevés que ceux que nous avaient donnés nos premières expériences de 1859, faites au moyen de l'iode dans des bains de zinc chauffés dans des bouteilles en fer avec écrans de tôle. En prenant, en effet, la densité de la vapeur d'iode et la supposant égale à 8,716, nous avions, dans nos premières expériences, calculé, au moyen du coefficient de dilatation 0,00367, la température correspondant à l'ébullition du zinc. Le nombre 1040° ainsi obtenu était évidemment trop fort; mais nous ne nous en sommes pas servis dans nos calculs des densités de vapeur, nos conclusions étant indépendantes de toute détermination absolue de la température.

Après avoir obtenu la température d'ébullition du zinc à l'aide du thermomètre à air, nous avons recommencé nos expériences en employant successivement un thermomètre à hydrogène et un thermomètre à acide carbonique.

L'emploi du thermomètre à hydrogène nous a fourni des nombres moins élevés, qui ont varié de 916° à 925°. Nous avons, au contraire, obtenu des nombres plus forts par l'emploi du thermomètre à acide carbonique.

Ce dernier résultat me paraît tenir, au moins en partie, à un commencement de dissociation de l'acide carbonique.

Chaleur de chloruration du bichlorure de mercure.

Le bichlorure de mercure humide, qui, entre les mains de M. Boussingault, a donné une méthode d'analyse des fontes très élégante, nous a fourni un réactif précieux pour la détermination des quantités de chaleur qu'elles dégagent. Comme il attaque à froid les diverses fontes, il nous a permis d'amener les composés à un même état final. Pour comparer nos résultats à ceux qu'on pourrait obtenir par d'autres méthodes, il nous a fallu fixer d'abord la chaleur de chloruration du bichlorure de mercure.

Cette chaleur de chloruration a été déterminée en transformant, dans le calorimètre, le bichlorure de mercure en protochlorure au moyen du zinc, et en tenant compte de toutes les réactions secondaires qui accompagnent la réaction principale.

PERMÉABILITÉ DU PLATINE A HAUTE TEMPÉRATURE. — SES INCONVÉNIENTS POUR LA MESURE DES TEMPÉRATURES ÉLEVÉES.

La faculté que possède le platine de déterminer la combustion de l'hydrogène ou des carbures d'hydrogène au contact de l'air, à une température peu élevée, attribuée naguère à *la force catalytique*, tient à la propriété qu'a ce corps de condenser les gaz et en particulier le gaz hydrogène, avec lequel il forme de véritables combinaisons étudiées par M. Berthelot.

Cette porosité, évidente dans le platine en mousse, n'avait pas été soupçonnée dans le platine en lames forgées et dans le platine fondu.

Les expériences directes que nous avons faites, H. Sainte Claire Deville et moi, nous ont permis de la constater, et d'expliquer ainsi pourquoi l'emploi des vases en platine ne présente aucune sécurité lorsqu'il s'agit d'expériences à haute température faites sur les gaz ou les vapeurs.

Un tube de platine placé dans l'axe d'un tube beaucoup plus large et moins long, en porcelaine, est traversé par un courant d'air sec, tandis que, dans l'espace annulaire, circule un courant d'hydrogène sec. L'air et l'hydrogène circulent donc séparés par une cloison intacte et continue de platine.

Si, à la température ordinaire, on recueille les gaz, on constate que celui qui sort du tube en platine est de l'air ordinaire; celui qui sort de l'espace annulaire est de l'hydrogène pur; mais, si l'on élève lentement la température, le phénomène change avec une grande régularité : l'hydrogène passant à travers le platine vient se combiner avec l'oxygène de l'air, de sorte que le gaz qui sort du tube de platine est formé d'azote, de vapeur d'eau, et même d'hydrogène libre, si l'on opère à une température très élevée.

Si, au moment où la température est le plus élevée, on ferme le robinet qui amène l'hydrogène dans l'espace annulaire, en plongeant dans le mercure le tube qui donne issue au gaz, on voit le mercure monter dans ce tube et indiquer par là que l'hydrogène continue à pénétrer dans le tube et que le vide se fait dans l'espace annulaire.

Il résulte de cette expérience que le platine se conduit, à une température élevée, comme les vases de terre poreuse avec lesquels H. Sainte-Claire

Deville a fait ses belles expériences d'endosmose des gaz à la température ordinaire. Cette porosité du platine à haute température fait comprendre l'impossibilité de construire des pyromètres à air, avec du platine, quand ces pyromètres doivent être mis en contact avec les gaz réducteurs ou l'hydrogène des foyers, soit directement, soit par l'intermédiaire d'un moufle en terre, qui est toujours lui-même poreux.

Les résultats que nous signalons dans ce Mémoire avaient été obtenus en employant un tube formé avec le platine ordinaire, en mousse rapprochée par le marteau. Nous avons répété toutes nos expériences avec un tube de platine fondu, et les mêmes phénomènes ont été constamment obtenus.

ARGENT.

Perméabilité de l'argent pour l'oxygène.

On vient de voir que le platine et le fer se laissent traverser au rouge vif par le gaz hydrogène, et que cette propriété paraît liée à celle que possède l'hydrogène, de se dissoudre dans ces métaux, ou de former avec eux des compositions peu stables et par suite facilement dissociables, telles que les hydrures de platine de M. Berthelot.

L'argent fondu, qui a dissous du gaz oxygène, ne laisse pas dégager tout ce gaz au moment de sa solidification. M. Dumas a démontré qu'une partie de cet oxygène est retenue par l'argent revenu à la température ordinaire, et que pour l'en extraire par le vide il faut chauffer le métal à une température de 500° à 600°.

J'ai pensé que l'argent solide, ayant, d'après ces expériences, la propriété de retenir l'oxygène à l'état de dissolution ou de combinaison, devait, à une température convenablement élevée, être perméable pour le gaz oxygène, comme le platine et le fer le sont pour le gaz hydrogène.

Pour établir cette perméabilité de l'argent, j'ai fait emboutir un tube d'argent pur, ayant $0^m,01$ de diamètre intérieur et dont la paroi avait $0^m,001$ d'épaisseur. Ce tube était chauffé sur une longueur d'environ $0^m,10$ dans un moufle en fer garni intérieurement d'un cylindre de platine et plongeant dans la vapeur de cadmium en ébullition.

En faisant passer dans le moufle un courant lent d'oxygène, la surface extérieure du tube d'argent se trouvait dans une atmosphère d'oxygène, pendant que le vide était maintenu à l'intérieur, à l'aide d'une trompe de Sprengel.

Dès que le cadmium est entré en ébullition, on a constaté que l'oxygène traversait lentement la paroi d'argent.

Lorsqu'on remplaçait le courant d'oxygène par un courant d'air, on constatait qu'il y avait encore passage de l'oxygène à travers la paroi d'argent ; le gaz recueilli était de l'oxygène contenant seulement des traces d'azote, mais la vitesse de transfusion était naturellement diminuée.

Ce premier tube d'argent a été ensuite remplacé par un nouveau tube de même métal ayant même diamètre intérieur, mais dont la paroi avait une épaisseur moitié moindre. Dans ces nouvelles expériences, la vitesse de transfusion du gaz fut, comme on devait s'y attendre, notablement augmentée.

Pour obtenir le passage de l'oxygène à travers la paroi du tube d'argent, il n'est pas indispensable d'y faire le vide ; on peut faire circuler à l'intérieur du tube un courant très lent d'un autre gaz, comme l'acide carbonique, facile à séparer par la potasse.

Des expériences directes faites en remplaçant l'atmosphère extérieure d'oxygène ou d'air par une atmosphère d'un autre gaz, et faisant le vide à l'intérieur, m'ont démontré que dans ce moufle, chauffé par la vapeur de cadmium, l'acide carbonique, l'oxyde de carbone et l'azote ne traversent la paroi d'argent de un demi-millimètre d'épaisseur qu'avec une lenteur extrême.

La perméabilité de l'argent pour l'oxygène montre qu'il est nécessaire de prendre des précautions spéciales, dans l'emploi des thermomètres à air à réservoir d'argent.

L'extrême lenteur du passage de l'azote à travers l'argent, comparée à celle avec laquelle passe le gaz oxygène, indique qu'en augmentant convenablement la surface d'une paroi d'argent portée à des températures qui n'ont pas besoin d'atteindre 800°, et la mettant en contact, d'un côté avec une atmosphère d'air atmosphérique, et de l'autre avec le vide ou avec une atmosphère lentement renouvelée d'acide carbonique, on aurait un procédé direct pour extraire l'oxygène de l'air.

DE LA REPRODUCTION DE QUELQUES ESPÈCES MINÉRALES.

Dans les méthodes que nous avons employées, H. Sainte-Claire Deville et moi, pour reproduire quelques sulfures métalliques de la nature, nous nous sommes astreints à choisir des matériaux existant tout formés dans le sol et à l'état où on les y rencontre. Nous avons pu ainsi reproduire la *pyrite de fer*, la *pyrite cuivreuse*, l'*argent sulfuré*, la *blende* et la *greenockite*.

Blende hexagonale.

On ne connaissait avant nos recherches que la blende cristallisée en octaèdres réguliers. Nous avons établi que le zinc sulfuré, obtenu en fondant ensemble parties égales de sulfate de zinc, de fluorure de calcium et de sulfure de baryum, se présente en prismes hexagonaux réguliers, forme essentiellement différente de celle d'octaèdres réguliers qu'offraient les cristaux naturels connus jusqu'à cette époque, et que de Senarmont avait constatés sur la blende préparée par voie humide. Nous avons ainsi démontré le dimorphisme de la blende, et au moment même M. Friedel le découvrait de son côté sur des échantillons de l'École des Mines. Cette observation établissait une nouvelle analogie entre le zinc et le cadmium, car les cristaux naturels de cadmium sulfuré sont aussi des prismes hexagonaux.

Nous avons obtenu de la même manière de très beaux cristaux de *greenockite* ou *cadmium sulfuré* : ce sont des prismes hexagonaux réguliers, identiques par leur forme et leur composition avec la greenockite de la nature.

MÉTALLURGIE.

RECHERCHES SUR L'ENRICHISSEMENT DES FONTES ET DE L'ACIER EN SILICIUM.

Le bouillonnement de la fonte ou de l'acier, que les métallurgistes observent journellement, peut être facilement étudié dans les laboratoires. Il suffit, pour le constater, de maintenir le métal en fusion dans des appareils en terre réfractaire : le phénomène se continue aussi longtemps que le métal reste fondu. L'analyse nous a montré que ce bouillonnement est produit par le dégagement d'oxyde de carbone, et qu'il est accompagné d'un changement dans la composition chimique de la fonte ou de l'acier. L'oxyde de carbone qui se dégage résulte de la réduction de la silice et des silicates des parois des vases par le carbure de fer : la fonte s'appauvrit en carbone et s'enrichit en silicium.

Pour exagérer cette action, et en mieux manifester les effets, nous avons, M. Hautefeuille et moi, chauffé la fonte ou l'acier dans des creusets très épais, creusés dans des blocs de *gaise*, substance réfractaire très siliceuse et très pauvre en alcalis. Au bout de vingt-quatre heures de chauffage, la gaise était fortement rongée autour de la forte en silicium.

Dans les *hauts-fourneaux*, le carbone, le fer et les silicates se trouvent de la même façon en contact, et, par suite, la réaction que nous venons de signaler commence à se produire dans l'ouvrage et dans les étalages; elle se continue dans le creuset, si ses parois sont très siliceuses : elle concourt donc à l'enrichissement de la fonte en silicium.

Ces conclusions ont été confirmées par les observations que M. Jordan a fait connaître depuis la publication de ce travail. En effet, d'après le savant métallurgiste, il faut, pour obtenir des fontes très riches en silicium, que l'allure du fourneau soit très chaude et très lente; afin que la réduction de la silice en présence du carbone et du fer ait le temps de s'effectuer sur une large échelle.

A cette première cause de production des fontes siliceuses s'en ajoute, dans les hauts-fourneaux, une autre plus énergique : c'est l'action, sur les silicates, des métaux alcalins, qui existent toujours en proportion sensible dans les lits de fusion.

L'influence de ces métaux alcalins est facile à mettre en évidence; il suffit de chauffer dans un fourneau à vent un mélange de carbonate de potasse, de charbon, de limaille de fer et de silice; ce mélange, porté à une température élevée, met en présence le fer, la silice et de la vapeur de potassium. Nous avons obtenu, dans ces conditions, une fonte contenant 5,16 pour 100 de silicium et 2,94 de carbone. Cette réaction, beaucoup plus rapide que les précédentes, concourt, pour une partie, à la production des fontes siliceuses, pendant la descente rapide du métal dans la zone la plus chaude du haut-fourneau.

Dégagement des gaz simplement dissous dans la fonte.

Nous venons de voir que le dégagement des gaz émis par la fonte en fusion résultait fréquemment de l'action du carbure de fer sur la silice et les silicates. On peut cependant extraire des gaz du métal fondu, sans qu'il y ait attaque des parois ou de scories interposées.

Solubilité de l'hydrogène dans la fonte.

La fonte, surtout la fonte manganésifère, portée à une haute température, dans une nacelle en charbon, éprouve, dans le gaz hydrogène, une fusion tranquille : on n'observe aucune projection, aucun dégagement gazeux; mais si, après l'avoir laissée longtemps dans cette atmosphère, on diminue rapidement la pression du gaz hydrogène, on voit de nombreuses projections de globules métalliques, et de paillettes de graphite, attester le dégagement du gaz absorbé par le métal. Si l'on abaisse en même temps la température, la solidification se produit pendant le dégagement gazeux, et la surface du lingot devient rugueuse : on exagère ainsi les effets ordinaires du *rochage*.

Le phosphore et le silicium exercent une influence sur la solubilité du gaz hydrogène dans la fonte; il suffit, pour s'en rendre compte, de faire quelques expériences comparatives. On reconnaît qu'il faut maintenir la fonte phosphorée, beaucoup plus longtemps que la fonte ordinaire, dans une atmosphère de gaz hydrogène, si l'on veut déterminer un bouillonnement sensible par diminution brusque de pression. Quant à la fonte, très riche en silicium, elle dissout si peu d'hydrogène, que pour nous assurer de la solubilité de ce gaz, il nous a fallu faire un vide complet pendant la solidification du métal et constater ainsi l'existence d'un rochage qui, même dans ces conditions, est extrêmement faible.

Solubilité de l'oxyde de carbone dans la fonte.

L'oxyde de carbone ne se dissout pas sensiblement dans la fonte, surtout si elle est très carburée. On peut, après avoir laissé la fonte pendant plusieurs heures en contact avec une atmosphère de ce gaz, déterminer une diminution très rapide de la pression sans que la surface du bain cesse d'être tranquille. Ce n'est qu'en produisant à la fois une diminution de pression et un abaissement de température, de manière à amener la solidification du métal, que l'on peut constater un faible rochage.

Sur quelques propriétés nouvelles des fontes siliceuses.

La fonte siliceuse, amenée à l'état de fusion dans un creuset de chaux vive, sous le dard du chalumeau alimenté par du gaz d'éclairage et de l'oxygène, forme un bain qui s'oxyde tranquillement, même en présence d'un excès considérable d'oxygène. Le métal, maintenu constamment en mouvement par le courant gazeux, se recouvre d'une pellicule irisée qui gagne les bords du bain en fusion et se renouvelle constamment, comme dans une coupellation d'argent. On peut, sans changer l'allure du phénomène, chauffer beaucoup au-dessus de la température de fusion. *Ces phénomènes différencient complètement l'affinage des fontes très siliceuses de celui des fontes carburées*, qui, chauffées dans les mêmes conditions, ne s'affinent qu'avec production de vives et brillantes étincelles, et que l'on ne peut chauffer aussi fortement sans amener une combustion rapide du fer et des projections de globules incandescents. La production des étincelles est liée à la dissolution de l'hydrogène et du gaz oxyde de carbone dans le bain de fonte en fusion.

La proportion de silicium n'a pas besoin d'être considérable pour que l'affinage présente les caractères que nous venons de signaler.

Presque toutes les fontes se conduisent ainsi dans les premiers moments; avec les *fontes chaudes* destinées à l'affinage Bessemer, cette période dure déjà un temps notable.

Une fonte ordinaire, préalablement fondue avec 5 ou 6 pour 100 de silicium, est très convenable pour répéter cette expérience, ce métal pouvant s'affiner tranquillement jusqu'à l'oxydation complète.

Sur quelques propriétés des fontes phosphorées.

Entre les fontes qui s'affinent tranquillement, à la façon des fontes Bessemer, et celles qui lancent immédiatement des étincelles, il y a la fonte très phosphorée, donnant de gros bouillons, comparables à ceux qui se produisent sur le mercure lorsqu'un gaz se dégage au sein de ce métal. Ce bouillonnement est dû à l'hydrogène, dont la solubilité varie beaucoup avec la température dans cette variété de fonte.

9

Sur quelques propriétés nouvelles des fontes manganésifères.

Nous avons constaté que les fontes manganésifères (*Spiegeleisen*) présentent dans leur coulée, au sortir du haut-fourneau, des particularités qui les distinguent immédiatement des fontes de fer ordinaires. Nous avons reconnu que, tandis que les fontes ordinaires lancent des étincelles et ne dégagent que par intermittence quelques bulles gazeuses pendant le refroidissement du métal, les fontes manganésifères, préparées avec des minerais purs, émettent, depuis leur sortie du haut-fourneau jusqu'au moment de leur solidification, une si grande quantité de gaz combustibles, qu'une nappe gazeuse brûle d'une manière continue au-dessus du métal liquide.

Pendant la solidification, le dégagement se fait par jets nombreux.

La nappe gazeuse et les jets brûlent comme du gaz hydrogène; ils ne présentent nullement l'aspect des flammes qui contiennent de l'oxyde de carbone.

On peut reproduire en petit ces phénomènes dans des conditions où ils sont facilement observables; dans un four à réverbère en chaux, disposé comme pour la fusion du platine, et dont la sole est portée préalablement au rouge vif par la flamme du chalumeau à gaz d'éclairage et oxygène, on introduit, fragment par fragment, 200^{gr} environ de *Spiegeleisen*, en maintenant la flamme réductrice. Quand la fusion complète a été obtenue et que le métal est très chaud, on ajoute 100^{gr} de *Spiegeleisen* : la matière ainsi ajoutée fond avec rapidité, sans s'affiner sensiblement. Si l'on découvre alors le bain qui est très chaud et très fluide, il parait aussi brillant que l'argent; sa surface est parcourue par une flamme légère à peine lumineuse, que l'on aperçoit très bien en plaçant l'œil dans le plan du four. De temps en temps, le bain émet quelques bulles de gaz qui rident la surface, et dont la flamme ne se distingue pas de celle de la nappe gazeuse qui brûle d'une manière continue à quelques millimètres au-dessus du métal liquide. Au moment de la solidification, on observe un véritable rochage avec dégagement abondant de gaz hydrogène.

Le même bain, après un affinage assez prolongé pour lui faire perdre par oxydation la majeure partie de son manganèse, présente des phénomènes tout différents, et qui se rapprochent de ceux que l'on observe dans la coulée des fontes ordinaires. Pendant le refroidissement du métal liquide, on ne voit pas la nappe gazeuse incandescente que nous signalions plus haut : on n'observe que quelques jets de gaz, qui se produisent surtout au

(67)

moment de la solidification, et ces jets brûlent avec la flamme bleue de l'oxyde de carbone.

Extraction des gaz dissous ou emprisonnés dans des blocs solides de fonte, de fer ou d'acier.

Pour contrôler les résultats obtenus dans nos expériences sur les fontes liquides, nous avons extrait le gaz dissous ou emprisonné dans la fonte en gueuse chauffée au rouge très sombre. A cette température, la fonte abandonne dans le vide sec une proportion beaucoup plus faible d'oxyde de carbone que d'hydrogène. Mais la majeure partie de l'oxyde de carbone abandonne le métal en quelques heures, tandis que l'hydrogène est retenu beaucoup plus énergiquement.

L'ordre de solubilité est le même que dans nos expériences sur la fonte en fusion; le métal à l'état solide rappelle, par la manière dont il se conduit en présence des gaz hydrogène et oxyde de carbone, les propriétés du métal liquide.

Quant à la fonte manganésifère, elle retient, après sa solidification, une quantité de gaz hydrogène bien supérieure à celle que conserve la fonte ordinaire.

Le manganèse carburé, que l'on obtient en réduisant son oxyde par le charbon, dans un creuset de chaux, absorbe également, quand on le chauffe au rouge et qu'on le laisse refroidir dans un courant d'hydrogène, une quantité de ce gaz plus grande que n'en dissout le fer contenant la même quantité de carbone.

On voit, d'après nos résultats, que la présence du manganèse dans les fontes augmente beaucoup la solubilité de l'hydrogène dans le métal et diminue, ou annule même, celle de l'oxyde de carbone.

Pour nous rendre compte de l'influence de la proportion de carbone dans le métal, nous avons fait des expériences comparatives en employant, au lieu de fonte, le fer ou l'acier.

Le volume des gaz que l'on parvient à extraire de l'acier, par son exposition prolongée dans le vide sec, en l'employant d'abord tel qu'il sort de la forge, puis après saturation par l'hydrogène ou par l'oxyde de carbone dans les mêmes conditions que la fonte, est bien plus faible qu'avec ce dernier corps. De plus, l'acier retient avec plus d'énergie les dernières traces d'hydrogène, et cependant le métal, lorsqu'il est saturé de ce gaz, en abandonne déjà une partie à la température ordinaire; il se comporte donc comme le palladium.

Pour le fer doux, les proportions relatives de l'oxyde de carbone et de l'hydrogène sont à peu près les mêmes que pour l'acier, mais le volume total des gaz recueillis est plus considérable.

Le fer retient avec plus d'énergie l'oxyde de carbone que l'hydrogène ; c'est l'inverse de ce que nous avons observé pour la fonte et pour l'acier.

Expériences sur la solubilité de l'oxyde de carbone dans le fer.

Le fer, la fonte et l'acier, portés au rouge dans une atmosphère d'oxyde de carbone, donnent lieu à des phénomènes complexes, qu'on parvient d'autant mieux à mettre en évidence, qu'on opère sur des métaux plus divisés. Dans un courant très lent d'oxyde de carbone, le fer pyrophorique décompose partiellement ce gaz avec dépôt de charbon et formation d'acide carbonique ; la proportion de ce dernier gaz peut atteindre $\frac{1}{5}$ du mélange gazeux qui sort de l'appareil.

Si, après refroidissement complet, on chauffe dans le vide le métal ainsi traité, on recueille, jusque vers $400°$, un mélange d'oxyde de carbone et d'acide carbonique, ayant la composition de l'atmosphère dans laquelle le métal s'est refroidi ; ce sont les gaz condensés par le fer pulvérulent. Au rouge sombre, on obtient surtout de l'acide carbonique, tandis qu'au rouge vif c'est de nouveau l'oxyde de carbone qui domine. Ainsi, à $1000°$, il y a environ trois fois plus d'oxyde de carbone que d'acide carbonique. Cette influence de la température sur la nature des gaz, mis en liberté, indique assez qu'ils proviennent de réactions chimiques entre les matières oxydées et carburées produites primitivement. Cette expérience, réalisée avec le fer très divisé, exagère la cause d'erreur que l'on rencontre inévitablement quand on détermine, par la quantité de gaz extraits au rouge, la solubilité de l'oxyde de carbone dans le fer, la fonte ou l'acier à l'état solide ; elle pourrait même faire douter de cette solubilité.

Solubilité de l'oxyde de carbone dans l'acier.

Pour établir le fait de la solubilité de l'oxyde de carbone dans l'acier, nous avons placé un tube d'acier fondu dans l'axe d'un tube de porcelaine, et nous avons maintenu pendant six heures le milieu des tubes à la température de $800°$. Un courant d'azote passait constamment dans l'espace annulaire, pendant qu'on maintenait le vide dans le tube intérieur au moyen de la pompe de Sprengel. Les parois du tube cèdent de petites quantités d'azote, d'hydrogène et d'oxyde de carbone ; bientôt ces deux derniers gaz n'existent plus en quantité sensible. Si alors on remplace le courant d'azote à l'extérieur du tube d'acier par un courant d'oxyde de carbone, on extrait de nouvelles quantités de ce gaz de l'intérieur du tube. L'oxyde de carbone se dissout dans l'acier, et le métal, saturé dans toute son épaisseur, laisse dégager dans le vide une partie du gaz dissous.

Méthode pour l'extraction à froid des gaz dissous dans les métaux.

Le fer ne se prêtait pas à une expérience analogue. Pour démontrer la solubilité de l'oxyde de carbone dans ce métal, nous avons eu recours à une méthode applicable également à l'acier et à la fonte, et qui est plus sûre encore que les précédentes ; car elle permet d'extraire à froid le gaz retenu dans le métal, sans qu'on ait à craindre les réactions entre matières oxydées et carburées. Cette méthode consiste dans l'attaque du fer dans le vide par le bichlorure de mercure humide. Ce corps, qui a été employé par M. Boussingault pour doser le carbone des fers, fontes et aciers, nous a servi à déterminer la quantité de gaz oxyde de carbone dissous dans ce métal.

Du fil de carde, saturé d'oxyde de carbone par un long séjour dans ce gaz au rouge, attaqué ainsi dans le vide, fournit, en oxyde de carbone, $\frac{1}{7}$ environ du volume du métal. Ce volume, de beaucoup inférieur à celui que l'on aurait pu obtenir par l'application d'une chaleur intense, est très voisin de celui que nous avons recueilli en chauffant à 800° de gros cylindres de fer saturés d'oxyde de carbone. Dans ce dernier cas, en effet, nous avons obtenu un volume de gaz égal à $\frac{1}{6}$ environ du volume du métal. La différence indique que les réactions chimiques, qui ont pu intervenir, n'ont eu qu'une influence négligeable dans nos expériences précédentes, qui sont ainsi contrôlées.

Nous avons étudié, par le même procédé, le fer cémenté par le charbon seul, ou par un mélange de charbon et de baryte. Des feuilles de tôle, cémentées à cœur, et couvertes d'ampoules, offrant le grain particulier du fer au sortir des caisses de cémentation, ont été traitées par le bichlorure de mercure et l'eau dans le vide. 100^{gr} de tôle cémentée ont donné 514^{cc} d'un mélange formé de 474^{cc},3 d'hydrogène, 4^{cc} d'oxyde de carbone et 36^{cc} d'azote.

Comme le fil de carde, après avoir été chauffé dans l'oxyde de carbone, ne donne pas d'hydrogène lorsqu'on le met en contact avec le bichlorure de mercure et l'eau dans le vide, nous avons été conduits à penser que l'hydrogène recueilli provenait des cavités nombreuses que présente l'acier poule. On sait, en effet, que M. Cailletet, en perçant sous l'eau de volumineuses ampoules, a constaté que le gaz qui les remplit était de l'hydrogène. Le volume de l'oxyde de carbone étant, dans cette expérience, double de celui qu'abandonne du fil de carde saturé d'oxyde de carbone, il nous a paru probable que l'excès provenait des ampoules.

RECHERCHES SUR LE ROLE DU SILICIUM ET DU MANGANÈSE DANS LA MÉTALLURGIE DU FER.

Étude calorimétrique des carbures de fer et de manganèse.

Le fer et le manganèse, chauffés avec du charbon, se chargent d'une proportion de carbone variable avec les conditions de l'expérience. Ce carbone est-il dissous dans le métal, ou est-il combiné avec lui? C'est une question que l'analyse seule ne pouvait trancher. L'emploi du calorimètre nous a permis de la résoudre. En effet, si ces métaux dissolvent simplement le carbone, les produits ainsi obtenus devront, lorsqu'on les attaquera par un réactif convenable, dégager sensiblement autant de chaleur qu'en dégagerait la quantité de métal qu'ils contiennent.

Si, au contraire, il y a eu formation d'un composé stable de métal et de carbone, et, par suite, perte de chaleur au moment de la combinaison, les carbures obtenus devront dégager des quantités de chaleur très notablement inférieures à celles que dégagerait la quantité de métal qu'ils contiennent.

Fers carburés. — En déterminant la chaleur de chloruration aux dépens du bichlorure de mercure, d'un même poids de fer plus ou moins carburé, nous avons reconnu que les fontes en général, et même la fonte la plus carburée, qui, ainsi que l'a montré M. Boussingault, a une composition correspondant à Fe^5C, appartiennent, à la température ordinaire, à la catégorie des composés constitués avec absorption de chaleur à partir de leurs éléments.

Les aciers, traités de la même façon, nous ont conduit à une conclusion analogue.

Carbures de manganèse. — Le manganèse, préparé en réduisant son oxyde rouge par le charbon dans un creuset de chaux, peut être obtenu, plus ou moins carburé, jusqu'à la composition correspondant à Mn^3C. Nous avons constaté que ces carbures, traités par le bichlorure de mercure, dégagent des quantités de chaleur qui diminuent très rapidement, quand la proportion de carbone augmente.

Cette perte de chaleur considérable, analogue à celle qui accompagne la production des combinaisons les mieux caractérisées, démontre que le carbone et le manganèse forment de véritables combinaisons très stables.

Ferromanganèse. — L'étude calorimétrique de ces produits industriels, qui sont cristallins, contenant le manganèse et le fer à très peu près dans les rapports de Mn^2Fe^3, Mn^2Fe^2 et Mn^2Fe, nous a prouvé que ces ferromanganèses sont constitués avec un dégagement de chaleur encore plus grand que les carbures de manganèse. Ce sont donc des composés encore plus stables que les carbures saturés Mn^3C et Fe^5C.

Étude calorimétrique des siliciures de fer et de manganèse.

Siliciures de fer. — L'attaque par le bichlorure de mercure humide des siliciures de fer fournit des nombres qui mesurent à la fois la chaleur de chloruration du fer et celle d'oxydation du silicium. Comme nous avions antérieurement déterminé séparément chacune de ces deux quantités de chaleur, nous avons pu déduire de ces expériences nouvelles la chaleur calculée à partir des éléments. Nous avons ainsi reconnu que l'union du silicium et du fer ne s'accompagne que d'un dégagement de chaleur à peu près nul pour les proportions du silicium que l'on rencontre dans les produits métallurgiques.

Siliciures de manganèse. — Les siliciures de manganèse conduisent à une conclusion complètement différente. Nos expériences nous montrent, en effet, que les éléments du siliciure de manganèse à 8,2 pour 100 de silicium ont perdu, par le fait de la combinaison, les $\frac{2}{3}$ de la chaleur qu'ils dégageraient s'ils étaient libres, et que les éléments du siliciure à 12 pour 100 ont perdu $\frac{1}{2}$ de la chaleur qu'ils dégageraient s'ils étaient libres.

Étude calorimétrique des fers et des manganèses sulfurés et phosphorés.

Les phénomènes thermiques permettent de conclure que les fers phosphorés se sont produits avec grand dégagement de chaleur, et constituent par suite des combinaisons stables, tandis que la formation des fers sulfurés s'accompagne d'un dégagement de chaleur à peine sensible.

Ces résultats concordent avec ce fait bien connu des métallurgistes, que le soufre est plus facile à éliminer que le phosphore. Quant aux manganèses sulfurés et phosphorés, leur formation est accompagnée d'un grand dégagement de chaleur; aussi sont-ils plus stables que les produits correspondants du fer.

Étude calorimétrique des borures de fer et de manganèse.

Après avoir établi que le carbone et le silicium forment, avec le manganèse, des combinaisons définies, tandis que ces métalloïdes semblent seulement se dissoudre dans le fer à haute température, il était intéressant de rechercher comment le bore, que l'on place d'ordinaire à côté du carbone et du silicium, se comporte vis-à-vis du fer et du manganèse. Nous avons constaté, par nos expériences, que les borures de fer, ainsi que les borures de manganèse, dégagent tous deux beaucoup moins de chaleur que n'en produiraient leurs éléments séparés ; de sorte que l'opposition que nous avons signalée entre les combinaisons formées par le fer et par le manganèse avec le carbone et le silicium n'existe plus pour les combinaisons de ces métaux avec le bore.

Conclusion des recherches sur le rôle du silicium dans la métallurgie du fer.

Nous avons établi (p. 45) qu'un équivalent de silicium dégage plus de deux fois autant de chaleur qu'un équivalent de carbone en s'unissant à la même quantité d'oxygène, et plus de trois fois autant qu'un équivalent de carbone passant à l'état d'oxyde de carbone.

Ces résultats numériques expliquent quelques-uns des phénomènes observés dans les opérations où l'on emploie des fontes siliceuses, comme dans l'affinage rapide (affinage Bessemer) pour acier fondu. Le silicium, en brûlant dans le convertisseur, y développe, d'après nos observations, trois fois plus de chaleur que le même poids de charbon se transformant en oxyde de carbone. C'est cette augmentation du pouvoir calorifique qui se traduit par un accroissement de température, d'autant plus manifeste que la combustion du silicium donne de la silice, corps fixe qui reste dans l'appareil, tandis que celle du charbon donne un produit gazeux qui, en se dégageant, entraîne hors du four une partie de la chaleur développée.

Conclusion des recherches sur le rôle du manganèse dans la métallurgie du fer.

Les nombreuses expériences calorimétriques consignées dans les Mémoires qui précèdent nous ont amené à conclure que le rôle important que le manganèse joue dans la métallurgie du fer est dû :

1° A la formation de composés (carbures, siliciures, etc.) qui se produisent avec un dégagement de chaleur plus grand que celui qui correspond aux composés analogues du fer ;

2° A la scorification facile de ces composés, qui jouissent de la propriété de s'oxyder, en dégageant plus de chaleur que les composés contenant une quantité équivalente de fer.

CHIMIE ORGANIQUE.

PRÉPARATION ET PURIFICATION DU PARACYANOGÈNE.

La nécessité d'obtenir, pour nos expériences sur les tensions de transformation isomérique, des poids notables de paracyanogène, nous a fait faire un grand nombre d'expériences sur la préparation et la purification du paracyanogène; nous avons pu en conclure que le meilleur procédé de préparation de ce corps à l'état pur est le suivant :

On introduit du cyanure de mercure pur et sec dans des tubes en verre très résistant, qu'on ferme à la lampe et qu'on chauffe ensuite pendant vingt-quatre heures, à la température de 440°.

Les $\frac{40}{100}$ environ du cyanogène passent à l'état de paracyanogène. Pour séparer ce corps du mercure qui s'y trouve intimement mélangé, on ouvre les tubes à leurs deux extrémités, on les porte de nouveau à 440°, et l'on fait passer dans ces tubes un courant lent de cyanogène qui entraine les vapeurs métalliques. Ce mode de purification du paracyanogène par voie sèche et à une *température peu élevée* est préférable au procédé de purification par l'acide sulfurique, suivie d'une calcination au rouge sombre. En effet, le paracyanogène est un corps très poreux et très hygrométrique, qui retient tous les réactifs avec lesquels on le met en contact. La calcination seule au rouge sombre détruirait d'ailleurs une notable quantité de paracyanogène.

En étudiant la préparation du paracyanogène par le cyanure d'argent, nous avons établi que le paracyanure d'argent de Thaulow n'est, en réalité, qu'un mélange, en proportions variables, de paracyanogène et d'argent, d'où l'on peut enlever le métal à l'aide du mercure.

SUR QUELQUES PROPRIÉTÉS DE L'ACIDE CYANIQUE.

L'acide cyanique est un des composés qui mettent le mieux en évidence la corrélation intime des propriétés chimiques et de la chaleur latente des corps, car les phénomènes thermiques qui accompagnent toujours ses transformations isomériques ont une remarquable intensité. La facilité avec laquelle l'acide cyanique se modifie crée des difficultés très sérieuses pour la détermination de son poids spécifique, de sa dilatation à l'état liquide et de sa densité de vapeur; mais ces changements d'état donnent à la mesure de sa densité, à des températures différentes, un intérêt tout exceptionnel : aussi nous nous sommes attaché à les déterminer avec précision dans la plus grande étendue possible de l'échelle thermométrique.

L'étude de la *dilatation* à l'état liquide, faite de — 20° jusqu'à zéro, dans un grand nombre d'expériences, nous a montré que le coefficient croit très rapidement à mesure que la température s'élève, comme pour les liquides très volatils.

La *densité à l'état liquide* a pu être déterminée malgré les difficultés très sérieuses qui résultent des violentes détonations et des ruptures d'appareils accompagnant la transformation de cet acide; on a trouvé directement 1,156 pour la densité de l'acide cyanique à — 20°, et, grâce à la connaissance des coefficients de dilatation, on a pu obtenir, par le calcul, la densité 1,140 de ce corps à zéro.

Densité de la vapeur de l'acide cyanique.

La densité de vapeur de l'acide cyanique ne peut être prise qu'en modifiant la manière ordinaire d'opérer; car, si l'on introduit l'acide à l'état liquide dans le ballon, il s'y transforme en cyamélide solide, qui ne se volatilise complètement qu'à une température supérieure à celle où l'on peut prendre la densité sans crainte de décomposition partielle. Nous avons tourné cette difficulté, en faisant le vide dans le ballon maintenu *à la température où l'on veut opérer*, et le mettant ensuite en communication avec un récipient contenant l'acide cyanique liquide, dont la vapeur vient alors le remplir. On ferme le ballon à la lampe, après avoir établi une libre communication avec l'air extérieur.

Le densité de vapeur, prise successivement à 100° et à 440°, pour nous assurer de la constance de la densité à des températures très différentes, nous a donné les nombres 1,51 et 1,50, correspondant à 4^{vol}.

Sur la densité et la chaleur de transformation de l'acide cyanique et de ses isomères.

La transformation isomérique de l'acide cyanique en cyamélide fournit l'exemple le plus remarquable de la perte de chaleur qui peut accompagner une transformation. Nous nous sommes attaché à mesurer cette perte de chaleur, ainsi que l'énorme contraction qui l'accompagne. Cette contraction est, comme celle du phosphore, du soufre et du sélénium, liée intimement au dégagement de chaleur qui se produit au moment du passage d'une modification à une autre.

La rapidité avec laquelle l'acide cyanique liquide se transforme en cyamélide solide permet de déterminer la chaleur perdue avec une grande exactitude : nous l'avons trouvée égale à 410^{cal} par gramme d'acide. Quant à la chaleur de transformation de l'acide cyanurique en cyamélide, elle est beaucoup plus faible, et a été mesurée par la comparaison des chaleurs dégagées lorsqu'on attaque successivement chacun de ces deux corps par la potasse : on constate ainsi que l'acide cyanurique dégage 76^{cal} par gramme, en se transformant en cyamélide.

La détermination des densités de ces trois modifications nous a montré que cette dernière transformation isomérique est, contrairement à ce que l'on observe le plus souvent, et à ce que nous avons constaté en particulier pour la transformation de l'acide cyanique en cyamélide, accompagnée d'une diminution dans la densité à la température de 20°. Cette anomalie n'existe qu'entre zéro et 48° environ ; elle est liée à l'existence d'un maximum de densité, fait assez rare, bien que M. Fizeau ait déjà signalé plusieurs corps qui présentent un maximum de densité.

Chaleur de combustion de l'acide cyanique et des isomères.

Comme la combustion vive de ces corps est toujours accompagnée de la production d'une petite quantité de vapeur nitreuse, nous avons dû avoir recours à la voie humide. Nous avons constaté que l'acide cyanurique seul peut être complètement brûlé par l'acide hypochloreux, qui le transforme en eau, acide carbonique et azote. L'acide cyanique, soumis à l'action du même oxydant, se transforme intégralement en acide carbonique et chlorure d'azote ; quant à la cyamélide, elle n'éprouve qu'une combustion incomplète, même au contact de l'acide hypochloreux au maximum de concentration.

Ces difficultés nous ont forcé à contrôler nos résultats par plusieurs méthodes différentes.

On n'avait jusqu'ici, pour calculer les chaleurs dégagées ou absorbées dans les réactions où interviennent les composés cyaniques, d'autre donnée expérimentale que la chaleur de combustion du cyanogène déterminée par Dulong. Les résultats de nos expériences permettent de calculer les quantités de chaleur dégagées dans les réactions, où les acides oxygénés du cyanogène prennent naissance ou se détruisent.

*Sur l'équivalent en volume de quelques substances organiques bouillant
à des températures élevées.*

Nous avons vu que les nombres obtenus dans la détermination des densités de vapeur ne peuvent servir à fixer l'équivalent en volume qu'autant que la vapeur sur laquelle on a opéré était dans un état comparable à celui d'un gaz parfait.

Pour les composés de la Chimie minérale, on s'assure que cette condition est remplie en vérifiant qu'on obtient les mêmes résultats numériques à deux températures assez différentes l'une de l'autre. Pour les substances organiques à équivalent élevé et bouillant à des températures supérieures à 200°, on ne peut pas, en général, opérer à des températures suffisamment différentes et très supérieures à leur point d'ébullition sous la pression atmosphérique, car la plupart de ces substances subiraient une décomposition plus ou moins rapide.

Pour contrôler les nombres obtenus à une température donnée et sous la pression atmosphérique, j'ai eu recours à des déterminations faites à la même température, mais sous des pressions très différentes. La diminution de pression détermine un abaissement de la température d'ébullition, de sorte qu'en opérant à basse pression on opère en réalité à une température très supérieure au point d'ébullition. Lorsqu'on obtient sensiblement le même nombre sous des pressions très différentes, on en peut conclure que la vapeur est comparable aux gaz parfaits et que le nombre obtenu représente bien la densité de vapeur.

Je me suis servi pour ces expériences, comme pour les expériences analogues que j'avais publiées antérieurement, de l'appareil de M. Dumas ; le col du ballon communiquait avec une grande enceinte où la pression était maintenue constante et aussi faible que l'on voulait. J'ai pu ainsi, en opérant à la température d'ébullition du mercure, sous des pressions variant de 750^{mm} à 206^{mm}, obtenir pour l'acide phtalique anhydre, qui bout à 275°, et pour la résorcine, qui bout à 270°, des nombres très voisins de la densité théorique, et en conclure que l'équivalent en volume de ces corps correspond à 4^{vol}. La densité de vapeur du benzoate d'éthyle, qui bout à 213°, a été prise sous la pression atmosphérique et sous la pression de 141^{mm} à la température d'ébullition (261°) de la vapeur du benzoate d'amyle. La densité de ce dernier éther a été prise sous des pressions de 750^{mm} et de $61^{mm},83$ à la température de 280°.

Sur la tension maximum et la densité de vapeur de l'alizarine.

La détermination de la densité de vapeur de l'alizarine présente des difficultés spéciales. Au-dessous de 250°, elle ne se vaporise qu'avec une trop grande lenteur. Si l'on atteint 300°, elle se décompose très sensiblement.

Une autre difficulté tient à l'action de l'alizarine sur les alcalis du verre, avec lesquels elle forme une combinaison violette. On se met à l'abri de cette cause d'erreur en lavant préalablement les ballons de verre avec un mélange bouillant d'acide sulfurique et d'acide nitrique concentrés.

Pour connaître les quantités d'alizarine à introduire dans le ballon, il m'a fallu déterminer par des expériences spéciales la tension maximum de vapeur de cette substance, aux températures voisines de celles où devait être prise la densité.

Ce n'est qu'après un grand nombre d'essais infructueux que j'ai pu, en opérant aux environs de 290°, obtenir des résultats concordants pour la densité de vapeur de l'alizarine, dont l'équivalent correspond à 4^{vol}.

SUR QUELQUES ÉTHERS DÉRIVÉS DES OXYCHLORURES DE SILICIUM.

L'alcool absolu, en agissant sur les divers oxychlorures de silicium, donne lieu à des réactions qui rappellent celles observées par Ebelmen entre l'alcool et le bichlorure de silicium. La totalité du chlorure passe à l'état d'acide chlorhydrique, et il se forme un éther silicique qui contient autant d'équivalents d'éthylène qu'il y avait d'équivalents de chlore dans l'oxychlorure.

Nous avons indiqué, M. Hautefeuille et moi, pour la préparation de ces éthers, un procédé qui évite les complications que l'on rencontrait jusqu'alors dans ce genre d'études.

Comme les oxychlorures ne présentent pas le même degré de condensation, les éthers qui leur correspondent appartiennent à des types différents. Ainsi l'oxychlorure $Si^4O^2Cl^6$ donne, comme l'ont établi MM. Friedel et Ladenburg, le composé $(C^4H^5O)^6Si^4O^3$. Avec l'oxychlorure $Si^8O^8Cl^8$, nous avons obtenu l'éther $(C^4H^5O)^8Si^8O^{16}$. Les oxychlorures, dont la formule est plus complexe, réagissent de même sur l'alcool absolu et donnent des éthers dont l'équivalent et le point d'ébullition sont plus élevés.

L'oxychlorure $Si^8O^8Cl^8$ réagit sur l'alcool à la température ordinaire; mais, dans ces conditions, outre le produit principal, il se forme une grande quantité d'autres éthers siliciques provenant de réactions secondaires. L'acide chlorhydrique, mis en liberté dans l'action de l'oxychlorure sur une partie de l'alcool, réagit sur une nouvelle quantité de ce liquide en donnant de l'éther chlorhydrique et de l'eau. La présence de cette eau détermine, comme dans les expériences d'Ebelmen et des autres chimistes, la production constante d'une série d'éthers siliciques, qui compliquent singulièrement l'étude du produit de la réaction principale.

Nous sommes arrivé à des résultats plus satisfaisants en faisant tomber l'alcool absolu goutte à goutte dans une cornue tubulée où l'oxychlorure était maintenu à une température voisine de son point d'ébullition. Dans cette disposition, l'acide chlorhydrique est entraîné au fur et à mesure qu'il prend naissance, et ne réagit que dans le récipient sur l'alcool en excès ; le produit resté dans la cornue est à peu près pur.

Action de l'ammoniaque sur les éthers dérivés des oxychlorures de silicium.

La silice jouant le rôle d'acide polybasique dans les éthers dérivés des oxychlorures de silicium, nous avons pensé que, si l'on faisait agir sur eux le gaz ammoniac sec, on pourrait avoir une réaction semblable à celle que M. Dumas a réalisée par l'action de ce gaz sur l'oxalate neutre d'éthyle et obtenir ainsi une série de composés analogues à l'éther oxamique : c'est ce que l'expérience a confirmé. Nous avons ainsi, avec l'éther $(C^4 H^5 O)^8 Si^8 O^{16}$, obtenu successivement les composés

$$(C^4 H^5 O)^7 Si^8 O^{15} Az\, H^2,$$
$$(C^4 H^5 O^4)^6 Si^8 O^{14} Az^2 H^4,$$

avec l'éther $(C^4 H^5 O)^6 Si^4 O^8$, nous avons obtenu les deux composés

$$(C^4 H^5 O)^5 Si^4 O^7 Az\, H^2,$$
$$(C^4 H^5 O)^4 Si^4 O^6 Az^2 H^4.$$

Au lieu de faire agir le gaz ammoniac sur ces éthers siliciques, on peut, pour obtenir les mêmes dérivés ammoniacaux, faire agir ce gaz sur les oxychlorures correspondants, dissous dans un excès d'éther ordinaire anhydre.

SUR LES PHÉNOMÈNES CALORIFIQUES QUI ACCOMPAGNENT LA TRANSFORMATION DE L'ACIDE HYPOAZOTIQUE EN ACIDE AZOTIQUE, ET L'INTRODUCTION DE CES DEUX CORPS DANS LES COMPOSÉS ORGANIQUES.

Cette Note contient les premiers résultats que nous avions obtenus, M. Hautefeuille et moi, dans la détermination des phénomènes calorifiques qui accompagnent :

1° La transformation de l'acide hypoazotique en acide azotique d'un degré de concentration déterminé;

2° La substitution de l'acide hypoazotique à l'hydrogène dans les composés organiques;

3° La formation des éthers nitriques.

Nous sommes arrivés à constater que les carbures d'hydrogène, tels que la benzine, le toluène, la naphtaline, etc., dans lesquels l'acide hypoazotique se substitue à l'hydrogène, ne gardent pas, comme le chlorure d'azote, la totalité de la chaleur disponible au moment de la réaction. La perte de chaleur varie d'ailleurs à peu près proportionnellement au nombre d'équivalents d'acide hypoazotique fixés.

De nombreuses expériences nous ont permis d'établir que la production des éthers nitriques, comme la nitroglycérine, le coton-poudre, la mannite, etc., s'accompagne d'un dégagement de chaleur beaucoup moindre. Il en résulte cette conclusion générale, à laquelle M. Berthelot était arrivé de son côté, que, pour une même quantité d'azote fixé dans ces deux groupes de composés organiques, le travail mécanique disponible est beaucoup plus grand dans la nitroglycérine et les autres éthers nitriques que dans la nitrobenzine et les autres produits nitrés de substitution.

PHYSIQUE.

Mémoire sur la détermination du coefficient de dilatation de la porcelaine entre 1000° *et* 1500°.

Le problème énoncé dans le titre de cette. Note nous intéressait, H. Sainte-Claire Deville et moi, au point de vue des méthodes que nous avions employées depuis plusieurs années pour la mesure des températures ·élevées. Sa solution permettait d'aborder l'application de ces méthodes à la détermination des températures dans la plupart des foyers de nos laboratoires et de l'industrie.

Nous avons déterminé directement l'allongement subi par une tige de porcelaine de longueur donnée à une température connue. Cette température était donnée par un thermomètre à air dont la matière était identique à celle de la tige mise en expérience.

Nous avons ainsi constaté que, lorsqu'on chauffe une tige ou un ballon de porcelaine à une température élevée, la constitution moléculaire de cette matière se modifie de telle sorte que la tige ou le ballon prennent un accroissement de longueur ou de volume dont une partie devient permanente à la température ordinaire. Ce résultat constant prouve que la densité de la porcelaine diminue lorsqu'elle a été portée à une température élevée. Cette matière se vitrifie dans ces circonstances, et, en se vitrifiant, elle se conduit comme le quartz ou les matières silicatées qui perdent, comme l'a fait voir le premier Ch. Sainte-Claire Deville, une portion considérable de leur densité. Cette dilatation permanente de la porcelaine n'apporte d'ailleurs aucun changement sensible dans le coefficient de dilatation de la matière plus ou moins vitrifiée.

Dans le cours de ces recherches, nous avons expérimenté successivement tous les modes de chauffage employés dans l'industrie. Nos ballons thermométriques ont été exposés à la chaleur, soit dans la flamme du foyer, soit dans des moufles plongés dans la flamme ou au contact du charbon. Nous avons fait varier la nature du combustible en employant successivement le bois, la houille, le coke et le charbon des cornues.

Nous avons étudié l'influence qu'exercent sur la température produite l'épaisseur du combustible sur la grille, son mode d'introduction, la vitesse du vent ou la rapidité du tirage. Nous avons pu mesurer ainsi des températures s'élevant jusqu'à 1550° et constater que jusqu'à cette température la porcelaine de Bayeux se dilate d'une manière uniforme sans qu'on ait besoin de tenir compte, si ce n'est au début, de sa dilatation permanente. Elle peut donc former des pyromètres susceptibles de donner des indications d'une grande exactitude et de recevoir d'importantes applications dans les laboratoires et dans l'industrie.

Nouvelle méthode de détermination des températures élevées.

L'emploi de la trompe de Sprengel, qui permet d'extraire et de mesurer le corps thermométrique (air ou azote) contenu dans le réservoir chauffé et de calculer la température correspondante, nous a fourni pour la mesure des températures élevées une méthode plus expéditive que la méthode manométrique de V. Regnault, qui nous avait servi dans nos anciennes expériences.

Le réservoir cylindrique, en porcelaine de Bayeux, terminé par un tube capillaire, est mastiqué à un robinet de verre à trois voies, qui le met en communication alternativement avec l'air extérieur et avec une trompe de Sprengel. Pendant l'expérience, le réservoir communique librement avec l'air extérieur, et, lorsqu'on a atteint la température maintenue invariable que l'on veut déterminer, on tourne le robinet à trois voies, de manière à mettre le réservoir non plus en communication avec l'air extérieur, mais avec la trompe de Sprengel qui extrait le gaz resté dans le réservoir. Ce gaz est recueilli dans un tube gradué et entouré d'eau froide sur la cuve à mercure de la trompe. On lit le volume, la température et la pression de ce gaz et l'on déduit la température à laquelle il remplissait le réservoir sous la pression ambiante.

Il y a dans cet appareil un espace nuisible : c'est le volume de la tige du thermomètre. Pour faire exactement la correction due à cet espace nuisible, on accole au tube capillaire un autre tube exactement de même longueur et de même diamètre. Ce tube compensateur est fermé à l'une de ses extrémités ; il est fixé au moyen de mastic à un robinet à trois voies qui permet de le mettre successivement en communication avec l'air extérieur et avec la trompe de Sprengel. On ferme le robinet du compensateur en même temps que celui du réservoir thermométrique, et après l'épuisement du gaz contenu dans ce dernier, on détermine, en opérant de même, le volume du gaz contenu dans le compensateur. En retranchant ce dernier volume de

(82)

celui du premier, on obtient exactement la quantité d'air qui était restée
dans le réservoir thermométrique à la température obtenue.

Nouvel appareil pour la détermination des densités de vapeur.

Cet appareil est une modification du tube d'Hofmann, qui est lui-même
une modification de l'appareil de Gay-Lussac.

Une chambre barométrique de $0^m,30$ à $0^m,40$ de long et de $0^m,04$ à $0^m,06$
de diamètre porte à une de ses extrémités un tube capillaire d'environ
$0^m,25$ de long; elle est soudée par l'autre bout à un tube de $0^m,85$ de
long sur $0^m,02$ de diamètre, divisé, comme le tube d'Hofmann, en millimètres
et en parties d'égale capacité.

L'appareil étant disposé verticalement sur une cuve à mercure, on y fait
le vide à l'aide d'une trompe de Sprengel, et l'on fond au chalumeau l'extrémité du tube capillaire. Cela fait, on introduit la matière dont on veut déterminer la densité de vapeur, et on entoure l'appareil d'un manchon de verre
dans lequel on fera passer un courant de vapeur d'un liquide convenable,
maintenu en ébullition dans une petite chaudière en cuivre. La vapeur de ce
liquide échauffe le manchon dans toute sa hauteur, va ensuite se condenser
dans un serpentin et retourne à la chaudière. On maintient la température
constante aussi longtemps qu'il est nécessaire pour déterminer rigoureusement le volume de la vapeur, sa température et sa pression.

La chambre barométrique de cet appareil peut avoir de 400^{cc} à 500^{cc} et
même un litre; elle permet de déterminer la densité de vapeurs de substances altérables en opérant sous de très basses pressions et tout en employant des quantités notables de matière.

LISTE CHRONOLOGIQUE DES MÉMOIRES

Publiés par M. Louis TROOST.

1. Recherches sur le lithium, *Comptes rendus des séances de l'Académie des Sciences*, t. XLIII, p. 921 (1856).

2. Préparation de la lithine, étude des sels de lithine, *Annales de Chimie et de Physique*, 3ᵉ série, t. LI, p. 103 (1857).

3. Densités de vapeur de diverses substances minérales (en commun avec H. Sainte-Claire Deville), *Comptes rendus*, t. XLV, p. 821 (1857).

4. Emploi de la pile comme moyen de mesure des quantités de chaleur développées dans l'acte de la combinaison des acides avec les bases (en commun avec M. Marié-Davy), *Comptes rendus*, t. XLVI, p. 748; *Annales de Chimie et de Physique*, 3ᵉ série, t. LIII, p. 423 (1858).

5. Détermination par la pile des quantités de chaleur développées dans les combinaisons du chlore avec les métaux (en commun avec M. Marié-Davy), *Comptes rendus*, t. XLVI, p. 920 (1858).

6. Mémoire sur les densités de vapeur à des températures très élevées (en commun avec H. Sainte-Claire Deville), *Comptes rendus*, t. XLIX, p. 239 (1859).

7. Sur quelques couleurs obtenues à l'aide de la naphtaline, *Bulletin de la Société chimique*, juin 1860 (1860).

8. Mémoire sur les densités de vapeur à des températures très élevées (en commun avec H. Sainte-Claire Deville), *Annales de Chimie et de Physique*, 3ᵉ série, t. LVIII, p. 257 (1860).

9. Reproduction des sulfures métalliques de la nature (en commun avec H. Sainte-Claire Deville), *Comptes rendus*, t. LII, p. 920 (1862).

10. Détermination de l'équivalent du lithium, *Comptes rendus*, t. LIV, p. 766 (1862).

11. Recherches sur la densité des vapeurs à des températures très élevées (en commun avec H. Sainte-Claire Deville), *Comptes rendus*, t. LVI, p. 891 (1863).

(84)

12. De la mesure des températures élevées (en commun avec H. Sainte-Claire Deville), *Comptes rendus*, t. LVI, p. 977 (1864).

13. Détermination du point d'ébullition des liquides bouillant à haute température (en commun avec H. Sainte-Claire Deville), *Comptes rendus*, t. LVII, p. 879 (1864).

14. Sur la perméabilité du fer à haute température (en commun avec H. Sainte-Claire Deville), *Comptes rendus*, t. LVII, p. 965 (1864).

15. Détermination du coefficient de dilatation de la porcelaine entre 1000° et 1500° (en commun avec H. Sainte-Claire Deville), *Comptes rendus*, t. LIX, p. 162 (1865).

16. Reproduction de la blende hexagonale et de la greenockite (en commun avec M. H. Sainte-Claire Deville), *Annales de Chimie et de Physique*, 4ᵉ série, t. V, p. 118.

17. Recherches critiques sur la constitution des composés du niobium (en commun avec H. Sainte-Claire Deville), *Comptes rendus*, t. LX, p. 1221 (1865).

18. Recherches sur le zirconium, *Comptes rendus*, t. LXI, p. 109 (1865).

19. Sur le coefficient de dilatation et la densité de vapeur de l'acide hypoazotique (en commun avec H. Sainte-Claire Deville), *Comptes rendus*, t. LXIV, p. 238 (1867).

20. Sur la constitution des composés chlorés et oxygénés du niobium et du tantale (en commun avec H. Sainte-Claire Deville), *Comptes rendus*, t. LXIV, p. 274 (1867).

21. Expériences sur la perméabilité de la fonte pour les gaz de la combustion (en commun avec H. Sainte-Claire Deville), *Comptes rendus*, t. LXVI, p. 83 (1868).

22. Recherches sur le paracyanogène, premier Mémoire (en commun avec M. Hautefeuille), *Comptes rendus*, t. LXVI, p. 735 (1868).

23. Loi de la transformation du paracyanogène en cyanogène et de la transformation inverse, deuxième Mémoire (en commun avec M. Hautefeuille), *Comptes rendus*, t. LXVI, p. 795, et *Annales scientifiques de l'École Normale supérieure*, 2ᵉ série, t. II, p. 264 (1868).

(35)

24. Sur quelques propriétés de l'acide cyanique (en commun avec M. Hautefeuille), *Comptes rendus*, t. LXVII, p. 1195 (1868).

25. Lois de la transformation de l'acide cyanique en ses isomères et de la transformation inverse (en commun avec M. Hautefeuille), *Comptes rendus*, t. LXVII, p. 1345, et *Annales scientifiques de l'École Normale supérieure*, 2ᵉ série, t. II, p. 261 (1868).

26. Chaleur de transformation de quelques isomères (en commun avec M. Hautefeuille), *Comptes rendus*, t. LXIX, p. 48 (1869).

27. Chaleur de combustion de l'acide cyanique et de ses isomères (en commun avec M. Hautefeuille), *Comptes rendus*, t. LXIX, p. 102 (1869).

28. Chaleur de combinaison du bore avec le chlore et avec l'oxygène (en commun avec M. Hautefeuille), *Comptes rendus*, t. LXX, p. 185, et *Annales de Chimie et de Physique*, 4ᵉ série, t. IX, p. 71 (1870).

29. Chaleur de combinaison du silicium avec le chlore et avec l'oxygène (en commun avec M. Hautefeuille), *Comptes rendus*, t. LXX, p. 252, et *Annales de Chimie et de Physique*, 5ᵉ série, t. IX, p. 74 (1870).

30. Sur les phénomènes calorifiques qui accompagnent la transformation de l'acide hypoazotique en acide azotique, et l'introduction de ces deux corps dans les composés organiques (en commun avec M. Hautefeuille), *Comptes rendus*, t. LXXIII, p. 378 (1871).

51. Sur la volatilisation apparente du bore et du silicium, existence d'un maximum de la tension de dissociation (en commun avec M. Hautefeuille), *Comptes rendus*, t. LXXIII, p. 443, et *Annales de Chimie et de Physique*, 5ᵉ série, t. VII, p. 454 (1871).

52. Sur les sous-chlorures et les oxychlorures de silicium (en commun avec M. Hautefeuille), *Comptes rendus*, t. LXXIII, p. 563, et *Annales de Chimie et de Physique*, 5ᵉ série, t. VII, p. 459 (1871).

53. Sur les spectres du carbone, du bore, du silicium, du titane et du zirconium (en commun avec M. Hautefeuille), *Comptes rendus*, t. LXXIII, p. 620 (1871).

54. Action de la chaleur sur les oxychlorures de silicium (en commun avec M. Hautefeuille), *Comptes rendus*, t. LXXIV, p. 111, et *Annales de Chimie et de Physique*, 5ᵉ série, t. VII, p. 469 (1872).

35. Sur quelques dérivés organiques des oxychlorures de silicium (en commun avec M. Hautefeuille), *Comptes rendus*, t. LXXV, p. 1710, et *Annales de Chimie et de Physique*, 5ᵉ série, t. VII, p. 472 (1872).

36. Sur quelques réactions des chlorures de bore et de silicium (en commun avec M. Hautefeuille), *Comptes rendus*, t. LXXV, p. 1819, et *Annales de Chimie et de Physique*, 5ᵉ série, t. VII, p. 476 (1872).

37. Recherches sur les transformations allotropiques du phosphore, 1ᵉʳ Mémoire (en commun avec M. Hautefeuille), *Comptes rendus*, t. LXXVI, p. 76, et *Annales scientifiques de l'École Normale supérieure*, 2ᵉ série, t. II, p. 267 (1873).

38. Recherches sur les transformations allotropiques du phosphore, 2ᵉ Mémoire (en commun avec M. Hautefeuille), *Comptes rendus*, t. LXXVI, et *Annales scientifiques de l'École Normale supérieure*, 2ᵉ série, t. II, p. 272 (1873).

39. Recherches sur l'enrichissement des fontes et de l'acier en silicium (en commun avec M. Hautefeuille), *Comptes rendus*, t. LXXVI, p. 482, et *Annales des Mines* (1873).

40. Recherches sur la dissolution des gaz dans la fonte, l'acier et le fer (en commun avec M. Hautefeuille), *Comptes rendus*, t. LXXVI, p. 562 (1873).

41. Sur le palladium hydrogéné (en commun avec M. Hautefeuille), *Comptes rendus*, t. LXXVIII, p. 686, et *Annales de Chimie et de Physique*, 5ᵉ série, t. II, p. 279 (1874).

42. Sur les chaleurs de combustion des diverses variétés de phosphore rouge (en commun avec M. Hautefeuille), *Comptes rendus*, t. LXXVIII, p. 748 (1874).

43. Sur les alliages que forme l'hydrogène avec les métaux alcalins (en commun avec M. Hautefeuille), *Comptes rendus*, t. LXXVIII, p. 807, et *Annales de Chimie et de Physique*, 5ᵉ série, t. II, p. 275 (1874).

44. Sur la densité de l'hydrogène combiné aux métaux (en commun avec M. Hautefeuille), *Comptes rendus*, t. LXXVIII, p. 968, et *Annales de Chimie et de Physique*, 5ᵉ série, t. II, p. 285 (1874).

45. Sur la dissolution de l'hydrogène dans les métaux de la famille du fer, et sur la décomposition de l'eau à la température ordinaire par le fer phosphorique (en commun avec M. Hautefeuille), *Comptes rendus*, t. LXXX, p. 788 (1875).

46. Recherches sur les fontes manganésifères (en commun avec M. Hautefeuille), *Comptes rendus*, t. LXXX, p. 909 (1875).

47. Étude calorimétrique sur les carbures de fer et de manganèse; nouveau carbure de manganèse (en commun avec M. Hautefeuille), *Comptes rendus*, t. LXXX, p. 964, et *Annales de Chimie et de Physique*, 5ᵉ série, t. IX, p. 56 (1875).

48. Étude calorimétrique sur les siliciures de fer et du manganèse (en commun avec M. Hautefeuille), *Comptes rendus*, t. LXXXI, p. 264, et *Annales de Chimie et de Physique*, 5ᵉ série, t. IX, p. 61 (1875).

49. Sur un borure de manganèse cristallisé et sur le rôle du manganèse dans la métallurgie du fer (en commun avec M. Hautefeuille), *Comptes rendus*, t. LXXXI, p. 1263, et *Annales de Chimie et de Physique*, 5ᵉ série, t. IX, p. 65 (1876).

50. Recherches critiques sur certaines méthodes employées pour la détermination des densités de vapeur et sur les conséquences qu'on en tire (en commun avec M. Hautefeuille), *Comptes rendus*, t. LXXXIII, p. 220 (1876).

51. Sur les lois de compressibilité et les coefficients de dilatation de quelques vapeurs (en commun avec M. Hautefeuille), *Comptes rendus*, t. LXXXIII, p. 333 (1876).

52. Sur les causes d'erreurs qu'entraîne l'application de la loi des mélanges des vapeurs dans la détermination de leur densité (en commun avec M. Hautefeuille), *Comptes rendus*, t. LXXXIII, p. 973 (1876).

53. Nouvelle méthode pour établir l'équivalent en volumes des substances vaporisables, *Comptes rendus*, t. LXXXIV, p. 708, et *Annales de Chimie et de Physique*, 5ᵉ série, t. XIII, p. 407 (1877).

54. Sur les corps susceptibles de se produire à une température supérieure à celle qui détermine leur décomposition complète (en commun avec M. Hautefeuille), *Comptes rendus*, t. LXXXIV, p. 946 (1877).

55. Sur la vapeur de l'hydrate de chloral, *Comptes rendus*, t. LXXXV, p. 32 (1877).

56. Sur les vapeurs des alcoolates de chloral, *Comptes rendus*, t. LXXXV, p. 144 (1877).

57. Sur la vapeur de l'hydrate de chloral, *Comptes rendus*, t. LXXXV, p. 400 (1877).

58. Sur les densités de vapeur, *Comptes rendus*, t. LXXXVI, p. 331 (1878).

59. Observations relatives à une Note sur l'hydrate de chloral, *Comptes rendus*, t. LXXXVI, p. 821 (1878).

60. Sur les densités dites anomales, *Comptes rendus*, t. LXXXIV (1878).

61. Sur de nouvelles combinaisons de l'acide chlorhydrique avec l'ammoniaque, *Comptes rendus*, t. LXXXVIII, p. 578 (1879).

62. Sur les sulfhydrates basiques d'ammoniaque, *Comptes rendus*, t. LXXXVIII, p. 1267 (1879).

63. Sur la distillation de l'hydrate de chloral avec le chloroforme, *Comptes rendus*, t. LXXXIX, p. 229 (1879).

64. Sur l'emploi de la méthode de diffusion dans l'étude des phénomènes de dissociation, *Comptes rendus*, t. LXXXIX, p. 306 (1879).

65. Densités de vapeur de quelques substances organiques bouillant à température élevée, *Comptes rendus*, t. LXXXIX, p. 351 (1879).

66. Sur la tension maximum et la densité de vapeur de l'alizarine, *Comptes rendus*, t. LXXXIX, p. 439 (1879).

67. Sur la détermination des températures élevées (en commun avec H. Sainte-Claire Deville), *Comptes rendus*, t. XC, p. 727 (1880).

68. Sur la détermination des hautes températures (en commun avec H. Sainte-Claire Deville), *Comptes rendus*, t. XC, p. 773 (1880).

69. Sur la densité de la vapeur d'iode, *Comptes rendus*, t. XCI, p. 54 (1880).

70. Des densités de vapeurs du sélénium et du tellure (en commun avec H. Sainte-Claire Deville), *Comptes rendus*, t. XCI, p. 83 (1880).

71. Sur de nouvelles combinaisons de l'acide bromhydrique et de l'acide iodhydrique avec l'ammoniaque, *Comptes rendus*, t. XCII, p. 715 (1881).

72. Sur un nouveau mode de préparation des oxychlorures de silicium (en commun avec M. P. Hautefeuille), *Bulletin de la Société chimique*, t. XXXV, p. 360 (1881).

73. Sur la température d'ébullition du zinc, *Comptes rendus*, t. XCIV, p. 788 (1882).

74. Sur de nouvelles combinaisons de l'acide azotique et de l'acide acétique avec l'ammoniaque, *Comptes rendus*, t. XCIV, p. 789 (1882).

75. Sur la température d'ébullition du sélénium, *Comptes rendus*, t. XCIV, p. 1508 (1882).

76. Détermination des densités de vapeur dans des ballons de verre à la température d'ébullition du sélénium, *Comptes rendus*, t. XCV, p. 30 (1882).

77. Influence de la compressibilité des éléments sur la compressibilité des composés dans lesquels ils entrent, *Comptes rendus*, t. XCV, p. 135 (1882).

78. Sur l'équivalent des iodures de phosphore, *Comptes rendus*, t. XCV, p. 293 (1882).

79. Sur la mesure de la tension de dissociation de l'iodure de mercure, *Comptes rendus*, t. XCVIII, p. 807 (1884).

80. Sur la perméabilité de l'argent pour l'oxygène, *Comptes rendus*, t. XCVIII, p. 1427 (1884).

AUTRES PUBLICATIONS.

Traité d'Analyse chimique, par Völler, édition française (en commun avec M. L. Grandeau).

Traité élémentaire de Chimie, 1 vol in-8 de 892 pages, 8ᵉ édition, 1884.

TABLE DES MATIÈRES.

CHIMIE GÉNÉRALE.

CHIMIE MINÉRALE.

MÉTALLURGIE.

CHIMIE ORGANIQUE.

PHYSIQUE.

10009   Paris. — Imprimerie Gauthier-Villars, quai des Augustins, 55.

PARIS. — IMPRIMERIE DE GAUTHIER-VILLARS, SUCCESSEUR DE MALLET-BACHELIER,

Quai des Augustins, 55.